RAINER UND REGINA
FRANKE

Klopfen Sie sich
REICH!

Mit MET-Klopftechniken zu
finanziellem Erfolg

WILHELM HEYNE VERLAG
MÜNCHEN

FSC

Mix
Produktgruppe aus vorbildlich
bewirtschafteten Wäldern und
anderen kontrollierten Herkünften

Zert.-Nr. SGS-COC-1940
www.fsc.org
© 1996 Forest Stewardship Council

Verlagsgruppe Random House FSC-DEU-0100
Das für dieses Buch verwendete
FSC-zertifizierte Papier *Holmen Book Cream*
liefert Holmen Paper, Hallstavik, Schweden.

Originalausgabe 11/2009

2. Auflage
Copyright © 2009 by Wilhelm Heyne Verlag, München,
in der Verlagsgruppe Random House GmbH
Printed in Germany 2010
Redaktion: Karin Weingart
Umschlaggestaltung: Guter Punkt, München
Umschlagmotiv: © Shutterstock
Illustrationen: Reinert & Partner Werbedesign, München
Herstellung: Helga Schörnig
Satz: Leingärtner, Nabburg
Druck und Bindung: GGP Media GmbH, Pößneck
ISBN 978-3-453-70130-4

www.heyne.de

*Dieses Buch ist Frederick S. und Laura Perls,
den Begründern der Gestalttherapie, gewidmet.*

Inhalt

Die Zügel in die Hand nehmen – mit der MET-Zielearbeit

Auftakt

In Wohlstand leben, finanziell unabhängig, reich oder gar superreich werden, davon träumen wir doch alle, nicht wahr? Zahllose Ratgeber versprechen das Geheimnis zu lüften, wie wir es endlich schaffen können – durch ausgeklügelte Anlagestrategien, positives Denken, Powerdenken, Erfolgsdenken. Manche dieser Bücher helfen durchaus ein Stückchen weiter, und sei es nur, weil ihre Lektüre dazu anregt, intensiv über das Thema Geld nachzudenken. Macht Nachdenken aber wirklich reich? Oder drängen sich beim Lesen nicht häufig kleine innere Stimmen in den Vordergrund, die sagen: »Das ist ja alles schön und gut, aber du doch nicht! *Du* hast das doch gar nicht verdient! Wie willst *du* das denn anstellen?« Und diese Stimmen, die sich da bemerkbar machen, sind keineswegs allein. Sie sind Teil eines gewaltigen Chors der großen Abers, des Chors unserer Gefühle, Überzeugungen, unbewussten Programmierungen, die bewirken, dass wir Probleme mit Geld haben. Für die meisten sind diese Kräfte unüberwindbar und nicht veränderbar. Der Ratschlag, doch einfach anders zu denken, ist da auch nicht sehr hilfreich. Wir werden Ihnen mit diesem Buch zeigen, wie Sie mit den Meridian-Energie-Techniken nach Franke® (MET) Ihre Ängste und anderen belastenden Gefühlen sowie Ihre Überzeugungen und Glaubenssätze in Bezug auf Geld in atemberaubender Geschwindigkeit auflösen können. Zum größten Teil selbst. Dieses Buch ist eine Anleitung zum Selbstcoaching. Es ermöglicht Ihnen, aus dem Hamsterrad Ihrer inneren Begrenzungen herauszukommen. Schritt für Schritt werden wir Sie anleiten, Ihre innere Matrix und Ihr Lebensskript von Grund auf neu zu programmieren bzw. zu schreiben. Sie werden eine immer positivere Einstellung Geld und Reichtum gegenüber entwickeln. Es gibt nur eine Voraussetzung: Sie müssen es wollen! Anderenfalls ändert sich gar nichts, und Sie bleiben in Ihrer Komfortzone. Da dieses Buch ein Arbeitsbuch ist, werden wir Ihnen keine guten Ratschläge geben.

Bevor Sie jedoch mit dem Klopfen beginnen, sollten Sie dieses Buch einmal durchlesen, um sich einen Überblick zu verschaffen. Die Klopfarbeit machen Sie dann anschließend, wann immer Bedarf ist. Der wahre Wert und die revolutionäre Wirkung des Klopfens mit MET werden sich erst erschließen, wenn Sie dieses Buch Kapitel für Kapitel durcharbeiten. Und: Was jeder Einzelne mit diesem Buch erreichen will, ist individuell sehr verschieden. Der eine möchte einfach ein entspanntes Verhältnis zum Geld erwerben, der andere will ein Millionenvermögen aufbauen. Insofern sind Sie frei, herauszufinden, ob Komfort, Wohlstand oder Superreichtum Ihr Ziel ist. Dieses Buch wird Sie eine ganze Weile begleiten, denn der gesamte MET-Prozess von Ablösung und Neuprogrammierung erstreckt sich erfahrungsgemäß über einen längeren Zeitraum. Erste Erfolge werden sich aber schon bald einstellen – sofern Sie unseren Anweisungen folgen und dranbleiben. Da Sie möglicherweise Jahre gebraucht haben, um in Bezug auf Geld da zu sein, wo Sie sich jetzt befinden, dürfen Sie sich gerne die Zeit nehmen, die Sie brauchen, um Ihr Bewusstsein und damit Ihr Sein zu verändern – nicht nur in Bezug auf Geld.

Was sind die Meridian-Energie-Techniken nach Franke® (MET)?

Vor über fünftausend Jahren schon machten die Chinesen die Entdeckung, dass der Körper von unsichtbaren Bahnen durchzogen ist, in denen ständig eine schwache elektrische Energie fließt. Diese Energiekanäle, die auch Meridiane genannt werden und zusammen mit den Organen und der Körperoberfläche eine Einheit bilden, sind seither das Herzstück asiatischer Gesundheitspraktiken. Auf ihnen beruhen Akupunktur, Akupressur und andere energetische Heilmethoden, so auch die Traditionelle Chinesische Medizin (TCM), die das Individuum, vereinfacht ausgedrückt, als eine Verdichtung von Energie begreift. Dieses energetische Potenzial ist aber auch in anderen Kulturen bekannt. Während die Chinesen dieses Spannungsfeld energetischer Einflüsse als Qi bezeichnen, sprechen die Inder von Prana, wir Deutschen von Lebensenergie.

Menschen fühlen sich wohl, wenn die Energie in den Meridianen frei fließen kann. Zu emotionalen und körperlichen Beschwerden kommt es dagegen, wenn der Energiefluss blockiert bzw. unterbrochen ist. Um nun den Energiefluss anzuregen und damit das Wohlbefinden wiederherzustellen, haben die Chinesen schon vor 5000 bis 6000 Jahren begonnen, von außen auf die Meridiane einzuwirken. Dazu beklopften sie sanft bestimmte Punkte auf

der Hautoberfläche. Erst später wurden dann auch Aku-
punkturnadeln verwendet.

Dieses alte Wissen macht sich MET als ein Zweig der
Energetischen Psychologie zunutze. MET geht davon aus,
dass emotionale Belastungen wie Angst, Ärger, Trauer,
Kummer etc. immer Ausdruck eines blockierten Energie-
flusses in den Meridianen sind. Um das freie Fließen wieder zu ermöglichen, die belastenden Gefühle aufzulösen
und durch einen Zustand der Entspannung, Erleichterung
und des inneren Friedens zu ersetzen, werden bestimmte
Akupunkturpunkte sanft beklopft.

*Merke: Jede negative Emotion ist Folge einer Blockade in den
Meridianen.*

In den letzten 30 Jahren sind weltweit verschiedene Klopf-
techniken entstanden, deren Wirksamkeit durch viele em-
pirische Studien nachgewiesen wurde.

Zu Blockaden im Energiesystem und damit zu belastenden, als negativ empfundenen Gefühlen kann es aufgrund
von Traumata bzw. unangenehmen Erlebnissen kommen,
die oftmals weit in der Vergangenheit liegen. Während die
herkömmliche Psychotherapie nun in eher zeitaufwendi-
gen Therapien versucht, ihren Klienten diese Ursprungser-
lebnisse ins Bewusstsein zu rufen, wendet sich MET unmittelbar der energetischen Blockade zu: Durch das Beklopfen
sechs ausgewählter Akupunkturpunkte löst diese sich innerhalb kürzester Zeit auf. Durch das Einstimmen auf ein
Gefühl bei gleichzeitiger Stimulation der Akupunkturpunkte lassen sich damit belastende Emotionen sofort und

nachhaltig auflösen. Wie das genau geht und warum es funktioniert, ist Gegenstand des nächsten Kapitels.

In unserer Praxis (Therapie, Coaching, Seminare, Ausbildung) wenden wir MET nun bereits seit 2001 sehr erfolgreich an. Seither konnten wir in Tausenden von Coachings und Behandlungen immer wieder beobachten, *wie* wirksam MET ist. Und in der Tat: Alle belastenden Gefühle (wie etwa Ängste, Trauer, Wut etc.), unter denen Menschen leiden, lassen sich in kürzester Zeit auflösen, oft sogar in Minutenschnelle, und machen einem Empfinden von Ruhe, Gelassenheit und innerem Frieden Platz.

Das gilt aber nicht nur für Gefühle. Im Laufe unserer praktischen Tätigkeit konnten wir auch feststellen, dass sich derselbe Prozess auf hemmende Glaubenssätze und einschränkende Überzeugungen anwenden lässt, die den betreffenden Menschen vom Unterbewusstsein her steuern. Selbst so tief sitzende Überzeugungen wie »Ich verdiene es nicht, erfolgreich zu sein«, »Ich darf nicht erfolgreicher sein als mein Vater« oder auch »Geld verdirbt den Charakter« lassen sich innerhalb von Minuten regelrecht »wegklopfen«. Destruktive Überzeugungen lösten sich auf und verwandelten sich in ihr Gegenteil. Plötzlich sind die soeben Beklopften z. B. fest der Meinung, den Erfolg sehr wohl verdient zu haben, und sind auch in der Lage, dies praktisch umzusetzen (zu »manifestieren«). Die eigene innere Wahrheit und das eigene Potenzial schienen verdeckt durch ein übernommenes, gelerntes Programm, welches sich durch das Beklopfen in sein Gegenteil verwandelte.

Wie schnell sich belastende Gefühle und negative Glaubenssätze auflösen und mit welchem Tempo die Menschen zu ihrem angeborenen Selbstwert zurückfinden, versetzt uns auch heute noch immer wieder in Erstaunen. Fast scheint es so zu sein, dass durch das Beklopfen der Meridiane alles ausgelöscht wird, was nicht der inneren Wahrheit des Individuums entspricht, und dem Platz macht, was wahr und wahrhaftig ist.

Mit MET lassen sich aber nicht nur negative Gefühle und blockierende Glaubenssätze auflösen. Sie können ebenfalls positive Gefühle und Überzeugungen in Ihr Meridiansystem einklopfen. Wie das geht, erläutern wir im Kapitel »Wie hätten Sie's denn gern?«.

Dass Sie sich durch die Arbeit mit MET negative Empfindungen oder hinderliche Glaubenssätze »zuziehen« könnten, brauchen Sie jedoch nicht zu befürchten. Das ist definitiv nicht möglich. Die Klopftechnik kennzeichnet sich gerade dadurch, dass sich Negatives auflösen lässt, während alles Positive damit verstärkt wird.

Merke: Durch Beklopfen der Meridianpunkte lassen sich nur negative Gefühle und hemmende Glaubenssätze auflösen. Positive Gefühle und Glaubenssätze werden dagegen durch Beklopfen verstärkt.

Die MET-Klopftechnik

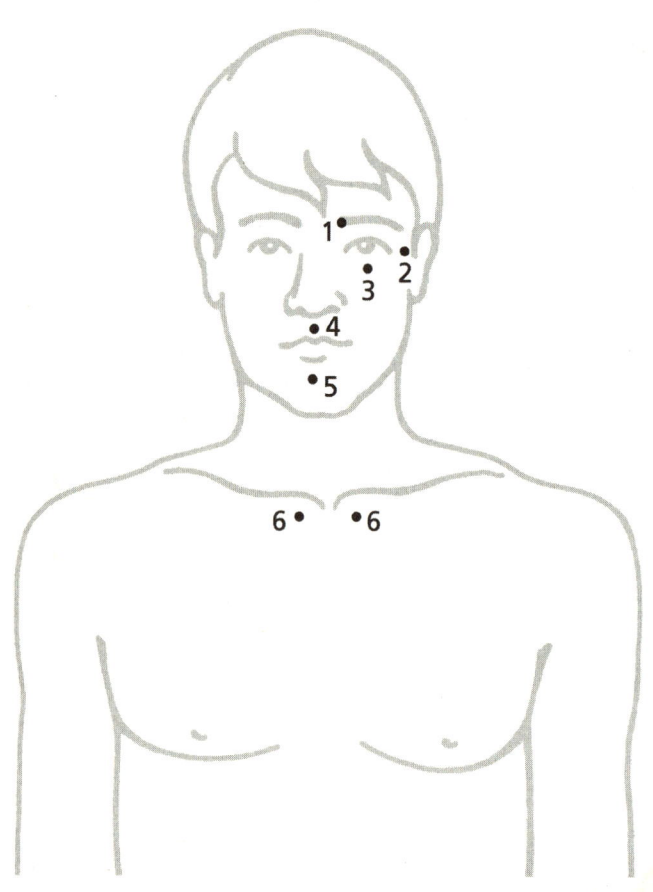

Um ein Problem mit MET bearbeiten zu können, ist es zunächst wichtig, dass Sie sich entscheiden, welches Gefühl/welchen Glaubenssatz Sie auflösen möchten. Es handelt sich dabei im Wesentlichen um die folgenden Gefühle: Angst, Ärger, Wut, Hass, Rache, Zorn, Groll, Trauer, Schuldgefühle, Scham, Resignation, Hoffnungslosigkeit, Verzweiflung. Manchmal stellen sich auch Ratlosigkeit, Hilflosigkeit oder Trotz ein. Wichtig ist, sich dieser Gefühle bewusst zu werden und sie *jetzt* zu spüren. Auch ein Glaubenssatz muss *jetzt* aktiv sein. Die Angst, die Sie letzte Woche hatten, können Sie also nicht beklopfen. Aus dem betreffenden Gefühl bzw. Glaubenssatz leiten Sie dann Ihren Klopfsatz ab (z.B. »Meine Angst zu verarmen« oder »Geld verdirbt den Charakter« – wie das im Einzelfall genau geht, erfahren Sie in den jeweiligen Kapiteln.

Wenn Ihr Klopfsatz formuliert ist, erfolgt das Beklopfen mit Zeige- und/oder Mittelfinger. Es sollte sich angenehm anfühlen und keinesfalls wehtun. Der besseren Übersichtlichkeit halber sind die Punkte 1 bis 5 auf der Skizze nur auf einer Körperseite eingezeichnet. Es ist jedoch egal, ob Sie auf der linken oder rechten Seite klopfen.

Um die Punkte 6 unter dem Schlüsselbeingelenk zu klopfen, spreizen Sie Daumen und Zeigefinger einer Hand etwa sieben bis acht Zentimeter weit und klopfen dann parallel beide Punkte gleichzeitig. Die Klopfsequenz beträgt etwa zwei bis drei Schläge pro Sekunde. Die Punkte 1 bis 5 beklopfen Sie jeweils etwa 10- bis 20-mal. Wenn Sie bei den Punkten 6 angelangt sind, beklopfen Sie diese so lange, bis sich das belastende Gefühl aufgelöst hat und/oder sich ein neues Gefühl einstellt. In diesem Fall beginnen Sie wieder bei Punkt 1. Beim Beklopfen sprechen Sie das negative Gefühl laut aus (z.B. »Meine Angst zu verarmen«). Entsprechend verfahren Sie mit Glaubenssätzen (wie z.B. »Geld verdirbt den Charakter«).

Das Beklopfen der Punkte 1 bis 6 nennen wir im Folgenden Klopfrunde.

Durch das laute Aussprechen des negativen Gefühls bzw. des Glaubenssatzes ist sichergestellt, dass Sie den Fokus auf die energetische Blockade als Ursache für das negative Gefühl oder Glaubenssatz richten. Außerdem wird für Sie dadurch leichter erkennbar, ob das Gefühl tatsächlich noch vorhanden ist bzw. der Glaubenssatz noch Gültigkeit hat.

Bei jedem negativen Gefühl oder Glaubenssatz führen Sie immer eine Klopfrunde durch und klopfen dann die Punkte 6 so lange, bis sich das jeweilige Gefühl bzw. der Glaubenssatz aufgelöst hat; den Vorgang wiederholen Sie so lange, bis keine negativen Emotionen mehr spürbar sind. Handelt es sich um einen Glaubenssatz, klopfen Sie so lange, bis dieser für Sie nicht mehr gültig ist bzw. ein Gefühl (Trauer, Ärger, Schuld- oder Schamgefühl, Resignation o.Ä.) auftaucht. Dann verfahren Sie mit diesem Gefühl wie gerade beschrieben.

Es versteht sich von selbst, dass Sie Ihre gesamte Vergangenheit nicht innerhalb einer Stunde aufarbeiten können. Das wäre eine Überforderung Ihres Körpers und Ihrer Seele. Denn beim Klopfen erleben Sie mitunter sehr tiefe Gefühle und lösen sie auf. Und das kann ziemlich anstrengend sein. Von daher ist es äußerst wichtig, dass Sie auf Ihre Impulse achten, ob Sie Ruhe brauchen oder weiterklopfen möchten. Wenn Sie Verlangen nach einer Auszeit empfinden, geben Sie ihm bitte nach. Ihr System braucht Zeit, um das Erreichte zu verarbeiten, so wie auch Ihr Körper eine Weile braucht, um die Nahrung zu verdauen, die Sie ihm zuführen.

Sollten Sie sich jedoch beim Klopfen immer besser fühlen, können Sie klopfen, so lange Sie wollen. Und noch etwas: Die einzelnen Kapitel können Sie nicht in Minuten durcharbeiten. Es kann durchaus sein, dass Sie für eines mehrere Wochen oder auch Monate brauchen, je nachdem, wie viele negative Gefühle und hemmende Glaubenssätze Sie haben und in welchem Tempo Sie vorgehen wollen und können.

Anmerkung: Wenn Sie mit MET arbeiten, sollten Sie, da die emotionale Reinigung mit einer körperlichen Reinigung (Entgiftung) einhergeht, viel stilles Wasser trinken, mindestens zwei Liter pro Tag.

Was beim Klopfen passieren kann – häufig gestellte Fragen

Was hat es zu bedeuten, wenn ich beim Klopfen tief durchatmen oder gähnen muss?
Dies bedeutet, dass sich das negative Gefühl gelöst hat. Jetzt sollten Sie darauf achten, ob ein neues negatives Gefühl spürbar wird, das Sie dann ebenfalls beklopfen.

Was ist, wenn ich den Klopfsatz während des Klopfens vergesse?

Dies ist ein Zeichen dafür, dass sich das Gefühl, das durch den Klopfsatz ja nur benannt wurde, aufgelöst hat.

Was ist, wenn ich mich beim Klopfen verspreche?

Dies kann ebenfalls ein Hinweis darauf sein, dass sich das betreffende Gefühl aufgelöst hat. Aber es kann auch darauf hindeuten, dass der gewählte Klopfsatz nicht stimmt. Prüfen Sie noch einmal, was genau Sie fühlen, und verändern Sie Ihren Klopfsatz ggf. entsprechend.

Manchmal hat sich das Gefühl, das ich beklopfe, schon beim zweiten Klopfpunkt aufgelöst. Was mache ich dann?

Sprechen Sie Ihren Anfangsklopfsatz noch einmal laut aus (z.B. »Meine Angst, erfolgreich zu sein«) und prüfen Sie, ob die Angst noch da ist. Löst das Aussprechen des Satzes kein Gefühl mehr aus, hat sich das Thema aufgelöst. Vielleicht stellt sich auch ein neues Gefühl ein, das Sie ebenfalls beklopfen. Oder aber Sie verbinden sich noch einmal mit Ihrem Thema und schauen, welches Gefühl für Sie jetzt im Vordergrund steht.

Ich fange an zu klopfen, und plötzlich werde ich tieftraurig.

Machen Sie so viele Klopfrunden wie nötig, um die Trauer aufzulösen. Durch das Auflösen der verschiedenen Gefühlsschichten kann die Arbeit mit MET innerhalb von Minuten zu ganz tief liegenden Lebensthemen vordringen (z.B. »Ich habe kein Recht, auf dieser Welt zu sein«, »Ich habe es nicht verdient, reich zu sein« etc.).

Deshalb ist es wichtig, sich beim Klopfen Zeit zu nehmen und sich diesen Themen zu stellen. Es genügt nicht, nur mal eben ein paar Gefühle aufzulösen, sondern es geht darum, Ihre Gefühle und Prägungen auf tiefer Ebene nachhaltig zu verändern.

Das Unterbewusstsein – unser treuer Diener

Kaum ein anderes Thema ist so sehr durch Gefühle, Glaubenssätze und Meinungen belastet wie Geld, Armut und Reichtum. Im Alltagsleben sind wir ständig damit befasst. Geld ist immer präsent und scheint der Motor allen Handelns zu sein. Geld ist sozusagen unser täglicher Begleiter. Wir begleichen Rechnungen, gehen einkaufen, als Selbstständige müssen wir unser Honorar festlegen, Arbeitnehmer hoffen auf Gehaltserhöhung, wir haben es mit Banken, der Börse oder auch dem Schuldnerberater zu tun. Geld zu haben vermittelt Sicherheit. Kein Geld zu haben löst eher Ängste aus. Manche Menschen befassen sich sehr bewusst mit Geld, andere wollen nicht einmal darüber sprechen, weil es ihnen unangenehm oder angeblich nicht wichtig ist.

Dabei spiegelt Geld unserer Erfahrung nach jedoch exakt wider, wie wir in der Welt sind, wie wir mit uns, anderen Menschen und unserer Umgebung umgehen. Wer mit Geld knausert, geizt auch mit sozialen Kontakten. Sparsame Menschen sind auch sparsam mit ihren Gefühlen. Menschen, die in Bezug auf Geld Angst haben, sind auch gegenüber Menschen ängstlich. Schauen Sie sich an, wie jemand mit anderen Menschen umgeht, und Sie können präzise Rückschlüsse auf sein Verhältnis zu Geld ziehen. Umgekehrt lässt die Art und Weise, wie jemand mit Geld umgeht, mit großer Sicherheit darauf schließen, wie er mit sich und anderen umgeht.

Ist ein Mensch großzügig mit Geld, ist er auch großzügig mit sich selbst und damit auch in seinen zwischenmenschlichen Kontakten. In letzter Konsequenz heißt das: Wer Geld nicht liebt, liebt sich selbst, andere Menschen und das Leben ebenso wenig. Wenn Sie daher in den nächsten Kapiteln an Ihren Gefühlen und Glaubenssätzen arbeiten, werden Sie feststellen, dass sich dadurch nicht nur Ihr Verhältnis zu Geld, sondern auch zu sich selbst und Ihren Mitmenschen zum Positiven verändern wird.

Um Ihnen deutlich zu machen, in welch hohem Maß das Thema Geld Emotionen auslöst, nennen wir Ihnen einfach ein paar Sätze, und Sie achten darauf, was sie bei Ihnen auslösen:

- »Ich liebe Geld.«
- »Geld schafft nur Gutes.«
- »Geld ist spirituell.«
- »Geld ist wichtig.«
- »Man sollte liebevoll mit seinem Geld umgehen.«

Wenn wir derartige Sätze zu Beginn unserer Seminare äußern, geht es den Teilnehmern ähnlich wie vielleicht jetzt Ihnen. Bei den meisten lösen sie heftige Gefühle aus wie Ärger, Ekel, Ablehnung, Wut; sie treffen nicht auf uneingeschränkte Zustimmung, weil sie den eigenen Meinungen, Glaubenssätzen und unbewussten Programmierungen der meisten Menschen in Bezug auf Geld widersprechen.

Wenn Sie Ihr Verhältnis zum Geld verändern wollen, müssen Sie in der Lage sein, Ihre negativen Gefühle sowie

Ihre Glaubenssätze und Überzeugungen und Ihre unbewussten Programme über Geld aufzulösen. Versuche, hier allein auf mentaler Ebene Veränderungen herbeizuführen, schlagen meistens fehl. Denn unser Denken und Handeln wird zu neunzig Prozent von unserem Unterbewusstsein gesteuert. Die dort abgespeicherten Glaubenssätze, Überzeugungen und Programmierungen gründen auf den Erfahrungen, die wir im Laufe unseres Lebens gesammelt haben. Wenn Sie also Ihr Verhältnis zum Geld tief greifend verändern wollen, müssen Sie an Ihrem Unterbewusstsein arbeiten.

Ein Beispiel: Wenn Ihre unbewusste Programmierung lautet: »Ich habe es nicht verdient, reich zu sein«, können Sie zwar versuchen, sich das Gegenteil einzureden. Auf Ihr unbewusstes Programm aber hat das keinerlei Einfluss. Als Ihr treuer Diener wird Ihr Unterbewusstsein alles dafür tun, das unbewusste Programm auszuführen und Ihnen genau diese Realität im Außen präsentieren. Ein anderes Beispiel: Sie möchten gerne im Reichtum leben. Ihr Glaubenssatz heißt aber »Geld verdirbt den Charakter«. Dann ruft die Vorstellung, reich zu sein, eher unangenehme Gefühle bei Ihnen hervor, denn Sie möchten ja schließlich keinen schlechten Charakter haben. Mithin wird Ihr Unterbewusstsein alles dafür tun, dass Sie diese unangenehmen Gefühle nicht haben und den derzeitigen Status quo erhalten. Gehen Sie davon aus, dass Ihre jetzige finanzielle Situation immer das Ergebnis Ihrer Gefühle, Glaubenssätze, Überzeugungen, Gedanken und unbewussten Programme ist. Nur wenn Sie diese auf der unbewussten Ebene verändern, verändert sich auch Ihre persönliche Realität.

Mit großer Wahrscheinlichkeit haben Ihre bisherigen Versuche, im Hinblick auf Geld etwas zu verändern, bei den zehn Prozent des bewussten Denkens angesetzt. Deshalb sind sie vielleicht nicht weitergekommen. Denn wie gesagt: Gefühle, Glaubensmuster und Programmierungen lassen sich durch Vernunft bzw. rationales Denken nicht beeinflussen. Sie müssen Ihr Unterbewusstsein erreichen und erkennen, dass es kein Feind ist, sondern ein Ihnen treu ergebener dienstbarer Geist, der die Aufträge, die Sie ihm erteilen, hundertprozentig umsetzt.

Den meisten ist gar nicht klar, dass sie ihr Unterbewusstsein ständig mit Aufträgen überschütten, die auf Armut und Mangel zielen. Wenn Sie sich aber immer wieder Sätze sagen wie: »Das geht doch nicht«, »Das schaffe ich sowieso nicht«, »Das wird nie was« und/oder Ihre gesamte Aufmerksamkeit auf *fehlendes* Geld richten (»Wie werde ich bloß meine Schulden los?«), wird Ihr Unterbewusstsein nicht zögern, Ihnen genau diese Realität zu erschaffen. Und die heißt dann eben tatsächlich: Das geht nicht! Ich schaffe das nicht! Das wird nichts! Mir fehlt es an Geld. Ich habe Schulden.

Viele wundern sich, dass sich in ihrem Leben nichts zum Positiven verändert, und halten sich für ein Opfer der »Umstände«, ohne sich bewusst zu sein, dass sie diese »Umstände« durch ihr Denken und ihre Gefühle selbst erschaffen haben. Auch wenn die Erkenntnis nicht immer bequem ist: Sie sind der Regisseur Ihres Lebens – ohne Wenn und Aber. Genau das hat auch die Quantenphysik inzwischen nachgewiesen.

Bewusstseinsebenen

Wie in unserem Buch *Sorgenfrei in Minuten* schon ausge-
führt, sind Gefühle auch immer Ausdruck von Bewusstseinsebenen. Wir unterscheiden zwischen niedrigen Bewusstseinsebenen (Scham, Schuld, Angst, Resignation,
Trauer, Kummer, Neid, Missgunst, Wut, Ärger, Hass, Hochmut, [Hab-]Gier) und hohen Bewusstseinsebenen wie Vertrauen, Vergebung, Dankbarkeit, Liebe, Freude, Frieden. Auf
niedrigen Bewusstseinsebenen fühlt sich ein Mensch unwohl, auf hohen Bewusstseinsebenen empfindet er wohli-
ge Zufriedenheit.

Skala der Bewusstseinsebenen
(in Anlehnung an die Arbeit von Dr. David Hawkins)

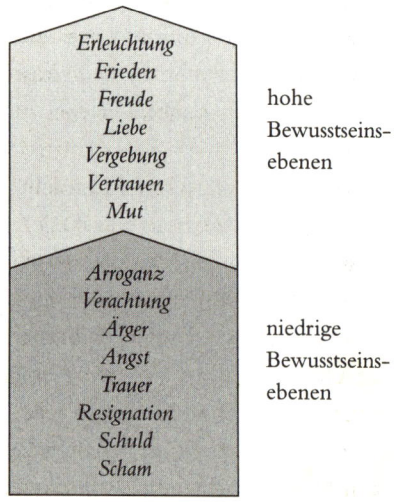

Erleuchtung	
Frieden	
Freude	hohe
Liebe	Bewusstseins-
Vergebung	ebenen
Vertrauen	
Mut	
Arroganz	
Verachtung	
Ärger	niedrige
Angst	Bewusstseins-
Trauer	ebenen
Resignation	
Schuld	
Scham	

In Bezug auf unser Thema heißt das: Wer arm ist, hat ein armes Bewusstsein (wird von Armuts- und Mangeldenken beherrscht), wer reich ist, hat ein reiches Bewusstsein (Reichtums- und Überflussdenken). Mit anderen Worten: Es gibt Menschen, die nicht nur in Bezug auf sich, sondern auch in Bezug auf Geld und Reichtum niedrigen Bewusstseinsebenen verhaftet sind, also von Ängsten, Scham- und Schuldgefühlen, Apathie, Resignation, Neid, Missgunst und Undankbarkeit sowie begrenzenden Glaubenssätzen gesteuert werden, Bewusstseinsebenen, die Mangel und Armut hervorbringen. Und es gibt Menschen, die sich in Bezug auf sich und damit auch auf Geld und Reichtum im Bereich von Vertrauen, Liebe und Freude, Begeisterung und Dankbarkeit befinden – Bewusstseinsebenen, die Geld und Reichtum geradezu magisch anziehen.

Um die Bedeutung der Bewusstseinsebenen besser verstehen zu können, stellen Sie sich bitte einen Lottomillionär vor. Jahrelang hat er gespielt, und nun endlich stellt sich der Hauptgewinn ein. Quasi über Nacht kommt er also zu einem beträchtlichen Vermögen. In den meisten Fällen steht er nach etwa ein bis zwei Jahren finanziell wieder genauso da wie vor seinem Gewinn. Ein solches Verhalten ist kein Einzelfall, bestätigt vielmehr die Regel. Denn erwiesenermaßen ist so gut wie kein Lottomillionär in der Lage, sein Vermögen zu bewahren bzw. zu mehren. Der Grund kann sein, dass der über Nacht zum Millionär Gewordene innerlich der Überzeugung ist, er habe es eigentlich gar nicht verdient, so viel Geld zu besitzen. Vielleicht schämt er sich auch für seinen überraschenden Reichtum oder hat Angst vor dem Neid der anderen. Wenn plötzlicher Reich-

tum aber auf niedrige Bewusstseinsebenen wie Schuldgefühle, Scham oder Ängste bzw. Programme wie »Ich habe
es nicht verdient« oder »Ich bin es nicht wert, so viel Geld
zu haben« trifft, *kann* das Geld nicht bleiben. Und weil dieser Reichtum eben seiner inneren Programmierung widerspricht, wird unser frischgebackener Lottomillionär unbewusst alles daransetzen, um das ganze Geld schnell wieder
loszuwerden. Die Lösung wäre also, die Bewusstseinsebene
zu verändern und damit die Anziehungskraft auf Geld zu
erschaffen.

Eine besonders effektive, sehr schnelle und nachhaltige
Möglichkeit, niedrige Bewusstseinszustände aufzulösen
und augenblicklich auf hohe Bewusstseinsebenen zu gelangen, stellt MET dar. Denn mit dem Beklopfen belastender
Gefühle ist immer auch eine positive Veränderung der vor-
herrschenden Bewusstseinsebene verbunden.

Lassen Sie uns auf den nächsten Seiten nun im Einzelnen schauen, welches Ihre Gefühle im Hinblick auf Geld
sind bzw. auf welcher Bewusstseinsebene Sie sich diesbezüglich befinden.

Gefühle zum Thema Geld

Bevor Sie mit dem Erkunden und Beklopfen Ihrer Gefühle beginnen, möchten wir Ihnen detailliert zeigen, wie Sie konkret vorgehen.

Leitfaden zum Klopfen

1. Stellen Sie sicher, dass Sie für die nächste Stunde nicht gestört werden. Schalten Sie Ihr Handy oder Telefon aus.

2. In diesem Buch werden Sie immer wieder Listen mit Sätzen finden, in denen Gefühle (später auch Glaubenssätze und Geldbotschaften etc.) zum Ausdruck kommen. Lesen Sie sich diese Sätze einzeln durch und bewerten Sie auf einer Skala von 0 bis 10, wie stark das jeweilige Gefühl *im gegenwärtigen Moment* ist. 0 bedeutet kein Gefühl, 10 kennzeichnet das Maximum. Alle Gefühle, die Sie mit einem Wert über null bewerten, sollten Sie klopfen, bis sie auf null sind. Sollten Sie Probleme mit dem Einschätzen auf einer Skala haben, so lassen Sie diese einfach weg. Sie spüren ja selber am besten, wie stark Ihre Gefühle sind und ob und was sich verändert hat. Später, wenn Sie erfahrener

sind, können Sie die Einschätzung auf der Skala ganz weg-
lassen.

Mitunter haben wir mehrere Gefühle in einem Klopfsatz zusammengefasst. In diesen Fällen ist es an Ihnen,
genau zu prüfen, welche der Emotionen für Sie augenblicklich im Vordergrund stehen. Manchmal kann es nämlich sein, dass Sie mit Trauer anfangen, dann kommt Ärger,
dann Verzweiflung, dann Wut und möglicherweise erneut
Trauer. Sie klopfen die Gefühle in der Reihenfolge ihres
Auftretens.

3. Arbeiten Sie die einzelnen Sätze = Gefühle nacheinander durch, bis keines der genannten Gefühle mehr spürbar ist.

4. Sollte während des Klopfens ein neues negatives Gefühl
auftauchen, das Sie so vorher noch nicht bewertet haben,
beklopfen Sie dieses ebenfalls.

Ein Beispiel: Sie fangen mit dem Klopfsatz »Mein Ärger
auf mich, dass ich so wenig Geld habe« an. Der Skalenwert
liegt bei 5. Während des Klopfens stellen Sie fest, dass der
Ärger, den Sie sich selbst gegenüber verspüren, auf null
geht, dafür stellt sich Ärger auf Ihre Eltern ein, dass sie
Ihnen in Bezug auf Geld ein so schlechtes Vorbild waren.
Dann heißt Ihr nächster Klopfsatz: »Mein Ärger auf meine
Eltern, weil sie mir ein so schlechtes Vorbild in Bezug auf
Geld waren.« Auch diesen Ärger beklopfen Sie, bis er auf
null ist. Sollte sich jetzt Trauer einstellen, dass Ihre Eltern
Ihnen ein so schlechtes Vorbild waren, dann beklopfen Sie
den Klopfsatz »Meine Trauer, weil meine Eltern mir so ein

schlechtes Vorbild in Bezug auf Geld waren« so lange, bis auch diese Trauer aufgelöst ist.

Wie Sie feststellen werden, verbergen sich hinter der anfänglichen Emotion meistens noch mehrere andere Emotionen, die aber erst zum Vorschein kommen, wenn die erste Schicht aufgelöst ist. Sie können sich das wie beim Zwiebelschälen vorstellen. Schicht für Schicht lösen Sie Ihre negativen Emotionen auf. Wenn sich in Bezug auf den Ausgangssatz kein weiteres negatives Gefühl mehr zeigt, gehen Sie zum nächsten Satz über, dessen Wert Sie mit einer Ziffer über Null bestimmt haben, und verfahren mit ihm wie gerade beschrieben. Klopfen Sie zunächst wieder den Anfangssatz, z.B. »Mein Schuldgefühl meiner Familie gegenüber, dass ich so wenig Geld habe«. Sobald dieses Schuldgefühl aufgelöst ist, könnte sich ein Schamgefühl einstellen, dass Sie so wenig Geld haben. Ihr Klopfsatz würde mithin lauten: »Mein Schamgefühl, dass ich so wenig Geld habe« oder »Es ist mir peinlich/unangenehm, dass ich so wenig Geld habe«. Sodann spüren Sie vielleicht ein Gefühl der Resignation aufsteigen, dass Sie nie genug Geld haben werden. Ihr Klopfsatz: »Meine Resignation, dass ich nie genug Geld haben werde.« So klopfen Sie immer weiter, bis sich ein Gefühl innerer Ruhe einstellt.

5. Sollten sich während des Beklopfens negativer Gefühle Gedanken wie »Ich habe es nicht verdient, reich zu sein« oder »Ich habe kein Recht, viel Geld zu haben« oder »Ich bin es nicht wert, viel Geld zu verdienen« einstellen, so handelt es sich um Glaubenssätze. Mit diesen verfahren Sie genauso wie mit den Gefühlen. Sie werden einfach beklopft, bis sie auf null sind und damit keine Gültigkeit mehr

haben. Die jeweiligen Klopfsätze lauten: »Ich habe es nicht verdient, reich zu sein«, »Ich habe kein Recht, viel Geld zu haben« oder »Ich bin es nicht wert, viel Geld zu verdienen«. Erfahrungsgemäß lösen diese Glaubenssätze häufig ein Gefühl der Trauer aus. Klopfen Sie diese Trauer dann, bis sie auf null ist und kehren dann zu dem Glaubenssatz zurück, der die Trauer auslöste. Klopfen Sie die Glaubenssätze so lange, bis sie für Sie keine Gültigkeit mehr haben.

Geld und Reichtum allgemein

Verbinden Sie sich jetzt mit dem Thema Geld und Reichtum und lesen Sie sich die Sätze auf den folgenden Seiten durch. Sollten sich bei Ihnen Gefühle einstellen, die hier nicht genannt werden, so klopfen Sie bitte diese. Lesen Sie die folgende Tabelle durch und verfahren Sie, wie im Leitfaden zum Klopfen beschrieben.

Klopfsatz	Skalen-wert
Ärger	
»Mein Ärger, dass Geld so eine wichtige Rolle spielt.«	
»Mein Ärger, dass die anderen dem Geld so viel Wert beimessen/Aufmerksamkeit widmen.«	

Klopfsatz	Skalen-wert
»Mein Ärger auf mich, dass ich kein Geld habe.«	3
»Mein Ärger auf mich, dass ich nicht reich bin.«	2
»Mein Ärger auf mich, dass bei mir schon wieder Ebbe im Portemonnaie ist.«	2
»Mein Ärger auf mich, dass das Geld nie reicht.«	2
Ekel vor Geld	
»Mein Ekel vor diesen schmutzigen Geldscheinen.«	0
»Mein Ekel, wenn ich mir vorstelle, wer das schon alles angefasst hat.«	0
»Mein Ekel bei der Vorstellung, Geld zu lieben.«	0
»Mein Ekel bei der Vorstellung, ein liebevolles Verhältnis zu Geld zu haben.«	0
Angst	
»Meine Angst, nicht genug Geld zu haben.«	5
»Meine Angst, arm zu sein.«	2

Klopfsatz	Skalen-wert
»Meine Angst, reich zu sein.«	
»Meine Angst, viel Geld zu haben.«	
»Meine Angst, kein Geld zu haben.«	
»Meine Angst, Geld zu verlieren.«	
»Meine Angst, bestohlen zu werden.«	
Scham	
»Meine Scham, dass ich so wenig Geld habe.«	
»Meine Scham, dass ich andere ständig um Geld bitten muss.«	
»Meine Scham, verschuldet zu sein.«	
»Meine Scham, reich sein zu wollen.«	
»Meine Scham, es immer noch zu keinem nennenswerten Vermögen gebracht zu haben.«	
»Meine Scham, Honorar für meine Leistungen zu fordern.«	

Klopfsatz	Skalen-wert
Schuld	
»Mein Schuldgefühl meiner Familie gegenüber, so wenig Geld zu haben.«	0
»Mein Schuldgefühl meinen Eltern gegenüber, immer noch nicht reich und erfolgreich zu sein.«	0
»Mein Schuldgefühl meiner Familie gegen-über, nicht reich und erfolgreich zu sein.«	0
»Mein Schuldgefühl, bei anderen Schulden zu haben.«	2
»Mein Schuldgefühl, dass ich für meine Arbeit Geld verlange.«	5
Resignation	
»Meine Resignation, dass ich nie zu Reichtum gelange.«	3
»Meine Resignation, dass ich es nie schaffen werde, reich zu sein.«	5
»Meine Resignation, dass Geld eine so wichtige Rolle im Leben spielt.«	3
Neid	
»Mein Neid, dass andere mehr Geld haben als ich.«	6

Klopfsatz	Skalen-wert
»Mein Neid, dass andere keine Probleme mit Geld haben.«	0
»Mein Neid, dass andere sich mehr leisten können als ich.«	5
»Mein Neid, dass andere ihr Geld viel leichter verdienen als ich.«	6
Trauer	
»Meine Trauer, dass ich so arm bin.«	0
»Meine Trauer, dass ich so wenig/kein Geld habe.«	2
»Meine Trauer, dass ich mir nichts leisten kann.«	3
»Meine Trauer, dass es so viel Armut auf der Welt gibt.«	7
Trotz	
»Meine Trotzhaltung in Gelddingen.«	

Ihre derzeitige finanzielle Situation

Nachdem Sie Ihre negativen Gefühle in Bezug auf Geld im Allgemeinen aufgelöst haben, ist es jetzt an der Zeit, sich mit Ihrer aktuellen finanziellen Situation zu befassen. Denn um Veränderungen herbeiführen zu können, muss man sich zunächst den gegenwärtigen Zustand ehrlich vor Augen führen. Es geht also darum, Bilanz zu ziehen. Aus unseren Klopfen-Sie-sich-reich®-Seminaren wissen wir, dass diese Übung gar nicht so leicht ist, wie sie sich zunächst anhört. Immer wieder stellen wir nämlich fest, dass sich viele Menschen überhaupt keine Gedanken über ihre Finanzen machen, nicht die geringsten Pläne zum Vermögensaufbau haben und schon bei der Vorstellung, sich den nackten Geldtatsachen zu stellen, unangenehm berührt sind. Aber es hilft nichts. Wer sein Verhältnis zum Geld ernsthaft verbessern möchte, muss zunächst den rohen Fakten ins Gesicht sehen.

Sollten Sie noch ganz am Anfang Ihrer beruflichen Karriere stehen, ist bei Ihnen wahrscheinlich noch nicht viel Vermögen vorhanden, es sei denn, Sie haben geerbt. Dann spricht nichts dagegen, dass Sie diese Übung auslassen. Allerdings können Sie Ihre derzeitige neutrale bzw. positive Vermögenslage als Basis für die Zielearbeit (siehe S. 159 ff.) nutzen. Falls Sie jedoch bereits in jungen Jahren verschuldet sind oder beim Gedanken an Ihre Finanzen ein »mulmiges« Gefühl haben, sollten Sie sich der Aufgabe stellen.

Wir möchten Sie zunächst bitten, sich eine Übersicht über Ihr tatsächliches Nettovermögen (den monetären Wert all dessen, was Sie besitzen) zu verschaffen. Dazu zählen Sie in der linken Spalte der folgenden Tabelle alle Posten Ihres persönlichen Besitzes zusammen, einschließlich Ihres Bargeldes, Ihrer Investitionen – Aktien, Obligationen, Immobilien etc. – sowie ggfs. des aktuellen Wertes Ihres Unternehmens. Davon ziehen Sie alles ab, was Sie anderen schulden.

Finanzielle Werte	€	Schulden/ Verpflichtungen	€
Gehalt/Jahr		Darlehen, Kredite	
Passives Einkommen/Jahr		Hypotheken	
Gewinne, Tantiemen/Jahr		Andere Verbindlichkeiten	
Ersparnisse			
Aktienwerte			
Obligationen etc.			
Immobilien			
Sonstige Vermögenswerte			
Summe		Summe	

Summe Finanzielle Werte	€
./. Summe Schulden	€
Ihr Nettovermögen	€

Nun, wie ist Ihre Bilanz ausgefallen? Sind Sie mit dem Ergebnis zufrieden und stolz darauf? Oder empfinden Sie eher Entsetzen und Scham? Im ersten Fall haben Sie keinen Klopfbedarf, im zweiten jedoch sollten Sie gleich anfangen, die emotionalen Belastungen aufzulösen. *Registrieren Sie genau* jedes einzelne negative Gefühl, das sich einstellt, wenn Sie an Ihre Bilanz denken, und beklopfen Sie es so lange, bis Sie es als neutral empfinden.

Hier einige Vorschläge für passende Klopfsätze:
- »Mein Entsetzen/meine Scham/mein Schuldgefühl, dass mein Vermögen so gering ist.«
- »Das ist ja schrecklich!«
- »Ich bin entsetzt!«
- »Mein Schock/Entsetzen/meine Trauer/mein Ärger/ meine Wut/meine Schuldgefühle, dass ich so viele Schulden bei XY (Bank, Eltern, Privatperson) habe.«
- »Meine Angst, dass ich niemals aus den Miesen herauskomme.«
- »Meine Verzweiflung/Scham/mein Schuldgefühl, weil ich so hoch verschuldet bin.«
- »Meine Hoffnungslosigkeit/meine Enttäuschung, weil ich bisher so erfolglos war.«
- »Mein Ärger/meine Wut auf mich, dass ich bisher so wenig Vermögen aufgebaut habe.«
- »Meine Trauer, dass ich so wenig besitze.«
- »Meine Hilflosigkeit/Ratlosigkeit, was ich tun soll.«
- »Ich fühle mich so hilflos/ratlos.«
- »Meine Resignation über meine finanzielle Situation.«

Apropos: Resignation zeigt sich oft in Formulierungen wie »Och, so schlimm ist es ja nicht«, »Geld ist mir eh nicht wichtig«, »damit habe ich mich längst abgefunden«, »damit kann ich gut leben« oder »damit habe ich mich arrangiert«.

Wenn Ihnen solche Sätze in puncto Geld allzu leicht über die Lippen gehen, sollten Sie nicht zögern, auch diese zu beklopfen.

Reichtum und Armut

Auffällig ist, dass viele Menschen eher mit Armen sympathisieren als mit den Reichen. Das könnte daran liegen, dass das Armutsdenken, was nach Kräften gehegt und gepflegt wird, ein Erbe des kirchlichen Einflusses ist. Denn im Mittelalter wurde die Lehre von Armut und Buße den Massen als einziger Weg zur Erlösung geboten, Entbehrung und Mangel wurden zu christlichen Tugenden erhöht. Wobei die Kirche immer schon alles andere als arm war. Jedoch wird dem Volk eingeimpft, dass Armut fromm sei und dass eher ein Kamel durch ein Nadelöhr gehe, als ein Reicher ins Himmelreich komme. Somit war garantiert, dass man die Massen im Griff hatte. Bis heute hat dieser Glaubensspagat Gültigkeit: arme Massen, reiche Institutionen.

Von daher ruft nicht nur die Beschäftigung mit dem Thema Geld als solchem oder der Blick ins eigene Portemonnaie Gefühle hervor. Auch der Reichtum bzw. die Armut anderer Leute lassen die meisten von uns nicht gleichgültig. Oder was haben Sie empfunden, als Ihr Nachbar mit einem nagelneuen Jaguar um die Ecke bog? Als Sie im Urlaub diese riesigen Segelyachten im Hafen liegen sahen? Als Sie feststellten, dass Ihre neuen Bekannten alle nur teuerste Markenkleidung trugen? Bei vielen stellt sich in solchen Situationen augenblicklich Neid, Missgunst und/oder Verachtung ein.

So etwas kennen Sie gar nicht? Hand aufs Herz: ehrlich nicht?

Na, dann sind Sie fein raus. Andernfalls laden wir Sie ein, Ihre niedrigen Bewusstseinsebenen, die sich in diesen negativen Gefühlen zum Ausdruck bringen, durch Klopfen zu erhöhen. Überprüfen Sie selbst, was Sie fühlen, wenn Sie an die Superreichen denken.

Mögliche Klopfsätze könnten sein:
- »Meine Verachtung für diese reichen Schnösel.«
- »Meine Verachtung für Leute, denen Geld so wichtig ist.«
- »Mein Neid, dass der sich das leisten kann.«
- »Mein Neid, dass ich das nicht habe.«
- »Mein Neid/Ärger, dass die so reich sind.«
- »Meine Trotzhaltung allen gegenüber, die erfolgreich sind.«
- »Mein Trotz gegenüber Reichen/Reichtum.«
- »Mein Ärger, dass die so viel Geld haben.«

An dieser Stelle noch eine Anmerkung zum Thema Neid – eine äußerst zerstörerische Kraft. Die Geisteshaltung, die sich hinter diesem Gefühl verbirgt, ist ausgeprägtes Mangeldenken. Sie ist in unserer Gesellschaft gegenwärtig extrem weit verbreitet. Der Neidische geht davon aus, dass nicht genug für alle da ist, und hat ständig das Gefühl, zu kurz zu kommen. Statt nun aber selbst eine höhere Bewusstseinsebene anzustreben, sich über die Errungenschaften des Erfolg-Reichen zu freuen und ihm nachzueifern, missgönnt er ihm seinen Wohlstand und möchte ihn auf seine Ebene des Mangels herabziehen.

Sollten sich bei Ihnen auch irgendwelche Tendenzen zum Neid bemerkbar machen, können Sie sie mit wenigen Handgriffen auflösen.

Mögliche Klopfsätze lauten:
- »Mein Neid auf andere Menschen.«
- »Mein Neid auf andere Menschen, weil die etwas haben, was ich nicht habe.«
- »Mein Neid auf Menschen, denen es besser geht als mir.«
- »Mein Neid, dass die sich mehr leisten können als ich.«

Aber nicht nur der Reichtum anderer Menschen ist häufig emotional negativ besetzt, auch deren Armut. Allerdings natürlich mit ganz anderen Vorzeichen. Statt Neid und Missgunst steht in aller Regel zunächst das Empfinden von Mitleid im Vordergrund. Und so edel sich das anhört – auf unbewusster Ebene verbirgt sich dahinter häufig eine gehörige Portion Verachtung. Und erst wenn Sie Ihr Mitleid (und damit die Verachtung) gegenüber Armen und Armut im Allgemeinen aufgelöst haben, kann sich Mit*gefühl* entwickeln, eine völlig andere, sehr viel höhere Bewusstseinsebene als Mit*leid*.

Gehen Sie jetzt gedanklich in Verbindung mit Armut, mit armen Menschen und armen Ländern und achten Sie dabei genau auf die Gefühle, die spürbar werden.

Mögliche Klopfsätze wären:

- »Meine Angst vor Armut.«
- »Meine Angst zu verarmen.«
- »Meine Angst zu verelenden.«
- »Meine Angst, im Armenhaus/in der Gosse zu landen.«
- »Mein Ekel vor Armut.«
- »Meine Verachtung gegenüber Armut/armen Menschen.«
- »Mein Schuldgefühl, dass die so arm sind und es mir viel besser geht.«
- »Mein Schuldgefühl, weil es uns/mir hier so gut geht.«
- »Mein Mitleid für die Armen.«
- »Mein Ärger/meine Trauer/mein Kummer, dass es so viel Armut auf der Welt gibt.«

Klopfen Sie alle Sätze, die Sie emotional berühren, bis Sie auch in Bezug auf das Thema Armut neutral und gelassen sind. Wenn Sie etwas empfinden, was in den genannten Sätzen nicht berücksichtigt wurde, formulieren Sie bitte Ihre eigenen Klopfsätze.

»Wenn ich einmal reich wär' ...«

Im nächsten Schritt möchten wir Sie bitten, sich vorzustellen, dass Sie so richtig reich sind. Sie besitzen ein Millionenvermögen, eine große Villa, mindestens vier Autos, tragen ständig tausend Euro oder mehr mit sich herum und haben ein Stundenhonorar von € 850,00. Welche Gefühle löst diese Vorstellung aus? Sollten Sie Begeisterung und Freude empfinden, sind Sie schon auf einem guten Weg zu (mehr) Reichtum und können sich getrost dem nächsten Kapitel zuwenden.

Vielleicht reagieren Sie emotional aber auch so:
– »Oh Gott, das ist ja schrecklich.«
– »Oh je, dann muss ich ja ununterbrochen schuften.«
– »Das kann ich mir gar nicht vorstellen!«
– »Mir wird ganz schlecht/übel/schwindlig bei der Vorstellung.«

In diesem Fall klopfen Sie diese Sätze zunächst so lange, bis Sie ganz entspannt sind. Und führen Sie sich bitte vor Augen, dass im Hintergrund solcher Reaktionen immer die Angst lauert. Vorsorglich sollten Sie daher die im Folgenden aufgeführten Ängste beklopfen (ganz unabhängig von Ihrer ersten Reaktion). Unserer Erfahrung nach treten sie in der einen oder anderen Form bei den meisten Menschen auf.

Beklopfen Sie:
◉ »Meine Angst, alles wieder zu verlieren.«
◉ »Meine Angst, meinen Reichtum (wieder) zu verlieren.«

- »Meine Angst vor dem Neid der anderen, wenn ich viel Geld habe.«
- »Meine Angst zu vereinsamen, wenn ich reich bin.«
- »Meine Angst, dann keine Freunde mehr zu haben.«
- »Meine Angst, dass meine Eltern mich dann nicht mehr lieben.«
- »Meine Angst, dann aus meiner Familie ausgestoßen zu werden.«
- »Meine Angst, dann nur noch wegen meines Geldes geliebt zu werden.«
- »Meine Angst, keine Freizeit mehr zu haben.«
- »Meine Angst, betrogen zu werden.«
- »Meine Angst, ausgenutzt zu werden.«
- »Meine Angst, nicht spirituell zu sein.«
- »Meine Angst/mein Ärger, dass ich dann so hohe Steuern zahlen muss.«
- »Meine Angst, dass ich dann ganz viel arbeiten muss und gesundheitlich darunter leide.«
- »Meine Angst, dass ich dann so viel Verantwortung tragen muss.«
- »Meine Angst, dann erfolgreicher zu sein als meine Eltern/mein Vater/meine Mutter/meine Geschwister.«

Glaubenssätze und Überzeugungen zum Thema Geld

Unser Verhältnis zum Geld wird nicht allein von Gefühlen bestimmt, sondern ganz maßgeblich auch von den Glaubenssätzen und Überzeugungen, die mit dem Thema verknüpft sind. Dabei handelt es sich um Denkmuster bzw. gedankliche Programmierungen, die so fest im Unterbewusstsein verankert sind, dass sie quasi zur zweiten Natur eines Menschen gehören. Glaubenssätze und Überzeugungen können aus eigenen Erfahrungen abgeleitet sein, vielfach werden sie aber auch schon in der Kindheit von den Eltern oder anderen wichtigen Bezugspersonen übernommen und gehören von da an zum unhinterfragten »Inventar der Selbstverständlichkeiten« eines Menschen. Das Entscheidende an diesen Denkmustern besteht darin, dass sie unbewusst wirken – dafür aber umso stärker, ganz wie eine sich selbst erfüllende Prophezeiung. Deshalb ist es zunächst einmal außerordentlich wichtig, sich ihrer in vollem Umfang bewusst zu werden, da sie die Eigenschaft besitzen, Realität zu werden. Das, was Sie wiederholt denken und fühlen, ziehen Sie in Ihr Leben.

Zwei Beispiele: Als Sie klein waren, haben Ihre Eltern vielleicht häufig zu Ihnen gesagt: »Wasch dir die Hände, wenn du Geld angefasst hast.« Daraus kann sich bei Ihnen der Glaubenssatz »Geld ist schmutzig« herausgebildet haben. Und Ihr Unterbewusstsein wird künftig alles dafür tun, dieser Überzeugung zu folgen und keine anderen Erfahrungen zu Ihnen vordringen zu lassen. Konkret: Der Umgang mit Geld wird Ihnen unangenehm sein – schließlich wollen Sie sich ja nicht beschmutzen. Ein neutrales Verhältnis zu (Bar-)Geld ist unter diesen Umständen so gut wie ausgeschlossen, an seiner Stelle wird unbewusst eher Ekel oder Abneigung herrschen. Vielleicht haben Sie auch einmal einen reichen Menschen kennengelernt, der sich Ihnen gegenüber arrogant und oberflächlich verhalten hat. Eine solche Erfahrung kann sich leicht zu der Überzeugung verhärten, »Reiche Menschen sind arrogant und oberflächlich«.

Schon in der Bibel heißt es, dass der Glaube Berge versetzt. Und genau so ist es: Egal, was Sie glauben (es mag negativ oder positiv sein), es wird passieren. Welche immense Kraft Glaubenssätze und Überzeugungen haben, zeigen wissenschaftliche Untersuchungen über Placebos. Dabei konnte nachgewiesen werden, dass Menschen tatsächlich geheilt wurden, weil sie glaubten, operiert worden zu sein oder ein wirksames Medikament eingenommen zu haben, obwohl in Wirklichkeit keine Operation durchgeführt wurde, sondern nur ein Schnitt in der Haut, und ihnen in Wirklichkeit nur Zuckerkügelchen verabreicht wurden. Auch sind Fälle bekannt, in denen Menschen nach einer Krebsdiagnose, die ihnen, verbunden mit einer verbleibenden Lebenserwartung von sechs Monaten, mitgeteilt wurde, tatsächlich nach einem halben Jahr starben – obwohl Untersuchungen *post mortem* ergaben, dass überhaupt keine Tumorkrankheit vorlag.

Manche Glaubenssätze haben ihre Wurzeln sogar schon im vorgeburtlichen Erleben eines Menschen. Denn bereits der Fötus schwingt sich auf die Handlungen, Gedanken und Gefühle der Mutter ein, wie Forschungen ergeben haben. Von der Empfängnis an formt die Erfahrung im Mutterleib das Gehirn und bildet die Grundlage für die Persönlichkeit, Emotionalität und Denkfähigkeit des Kindes (vgl. Bruce Lipton, *Intelligente Zellen*).

Aus der Zellforschung weiß man auch, dass Überzeugungen und Verhaltensweisen der Eltern direkt im Unterbewusstsein gespeichert werden: »Kleine Kinder beobachten ihre Umgebung genau und speichern das Weltwissen ihrer Eltern direkt in ihr Unterbewusstsein ab. So werden die Verhaltensweisen und Überzeugungen der Eltern zu ihren eigenen […] Sobald sie einmal fest in unser Unterbewusstsein einprogrammiert sind, steuern sie uns für den Rest unseres Lebens – es sei denn, wir finden heraus, wie wir sie umprogrammieren können.« (Ebd., S. 162 f.)

Jetzt stellen Sie sich bitte vor, Sie hätten schon als kleines Kind von Ihren Eltern immer wieder Sätze zu hören bekommen, wie z.B.: »Das wirst du sowieso nie schaffen!«, »Dafür bist du viel zu doof!«, »Für dich ist das völlig unrealistisch!«, »Du vermasselst eh alles!« oder »Du kannst nichts, und du bist nichts!« Klingt nicht sehr ermutigend, oder? Da derartige Sätze von den wichtigsten Autoritäten ausgesprochen werden, die es im Leben eines Kindes gibt, wird ihr Wahrheitsgehalt nicht angezweifelt. Aus diesem Grund werden Glaubenssätze im Erwachsenenalter dann nicht mehr bewusst überprüft, weil sie für den Betroffenen Wahrheit geworden sind. Seine Realität spielt sich gemäß diesen

Glaubenssätzen ab und ist absolute Wahrheit. Und warum sollten Sie an Ihrer Wahrheit zweifeln? Sie hat bisher doch funktioniert und Ihr Überleben gesichert.

Stellen Sie sich aber vor, wir würden heute noch glauben, die Erde sei eine Scheibe. Was hätte das für Auswirkungen auf unser Leben! Zum Glück strebt der Mensch jedoch immer nach Erkenntnis und möchte zu echtem Wissen durchdringen. Und Glaubenssätze haben mit echtem Wissen so viel zu tun wie ein Wüstenschiff mit der Seefahrt.

Alte Glaubenssätze als solche zu erkennen, ist nicht immer leicht, da sie in der Regel zu festen Bestandteilen der Identität werden. Und die stellt selten jemand gern freiwillig infrage – es sei denn, er bekommt (z.B. durch eines unserer Bücher) einen Impuls, seine Begrenzungen zu überschreiten, seine Programme neu zu schreiben und sich seiner wahren Identität mehr und mehr zu nähern. Hier noch ein stichhaltiges Argument aus dem Bereich der Quantenphysik: Jede Realität wird erst durch ihren Beobachter erschaffen. Insofern ist auch alles, was Sie als Wirklichkeit erfahren, subjektiv und entspricht genau den inneren Überzeugungen, Glaubenssätzen und Programmierungen, die auf der Festplatte Ihres Unterbewusstseins gespeichert sind und Ihr Verhalten steuern. Wenn Sie also ein Leben lang zu hören bekommen haben, dass Sie nichts taugen oder nichts können, so wird dies nach und nach zu Ihrer eigenen Überzeugung, der Sie getreulich folgen, auch wenn es Ihrem eigentlichen Wesen, Ihrem Höheren Selbst, widerspricht.

Einschränkende Glaubenssätze entsprechen nicht der inneren Wahrheit eines Menschen, sondern reflektieren das begrenzte Bewusstsein anderer, das von Angst, Wut, Hass,

Groll auf die Umstände, die Vorfahren oder wen auch immer gesteuert wird. Doch je weiter Sie sich von Ihrer inneren Wahrheit entfernen, desto unzufriedener werden Sie. Befinden Sie sich dagegen im Einklang mit Ihrem Höheren Selbst, fühlen Sie sich wohl und inspiriert. Bevor die Festplatte Ihres Unterbewusstseins mit negativen, einschränkenden Datensätzen bespielt wurde, waren Sie ein freies, unbegrenzt schöpferisches Wesen, das auf die Welt kam, um sich seiner grenzenlosen Kreativität zu erfreuen. Also, worauf warten Sie noch? Fangen Sie an, aufzuräumen. Schmeißen Sie allen hinderlichen Ballast raus. Und das am besten sofort.

Glaubenssätze transformieren

Lassen Sie uns nun zum Thema Geld zurückkehren und schauen, von welchen Glaubenssätzen und Überzeugungen Sie diesbezüglich bislang geleitet wurden. Lesen Sie sich dafür die folgenden Sätze durch und schätzen Sie ihre gegenwärtige Gültigkeit auf der Skala von 0–10 ein. Danach klopfen Sie, wie auf den Seiten 31 ff. beschrieben, bis der Glaubenssatz für Sie jegliche Bedeutung verloren hat (Skalenwert: 0). Glaubenssätze sind fast immer auch mit einem oder mehreren Gefühlen verbunden. Auch diese sollten Sie natürlich mit MET beklopfen und auflösen.

Ein Beispiel: Sie haben den Glaubenssatz »Geld ist die Wurzel allen Übels« auf der Skala mit 7 bewertet und fangen an zu klopfen. Währenddessen könnte sich Ärger darauf einstellen, dass Geld so viel Schlechtes bewirkt. Dann klopfen Sie diesen Ärger. Vielleicht folgt dann Trauer darüber, dass Geld so viel Schlechtes bewirkt. Dann klopfen Sie diese Trauer, bis sie auf null ist. Und so weiter und so fort. Sobald Sie durch das Klopfen in einen gefühlsneutralen, entspannten Zustand gelangt sind, lesen Sie sich den Glaubenssatz (hier: »Geld ist die Wurzel allen Übels«) noch einmal durch. Wenn der Skalenwert dann auf null ist, bedeutet das, dass sich diese Überzeugung aufgelöst hat. An ihre Stelle könnten jetzt Auffassungen getreten sein wie: »Geld ist doch toll!« oder »Mit viel Geld kann ich viel Gutes tun!«. Sollte jedoch noch ein Rest geblieben sein (z.B. Skalenwert 2), dann klopfen Sie, bis Sie null erreicht haben.

Sollte eine der von uns gewählten Formulierungen eines Glaubenssatzes Ihre Überzeugung nicht exakt wiedergeben, so verändern Sie den Satz entsprechend. Und wenn für Sie persönlich Glaubenssätze Gültigkeit haben, die in unserer Liste fehlen, so können Sie diese natürlich ebenso gut mit MET auflösen. Hier zunächst die begrenzenden Glaubenssätze. Bei einigen Glaubenssätzen haben wir die betreffende Bewusstseinsebene eingefügt. Beklopfen Sie hier ebenfalls das entsprechende Gefühl.

Glaubenssatz	Skalen-wert
»Geld stinkt.«	∧
»Es gibt Wichtigeres als Geld.« (Verachtung, Abwertung)	∧
»Wenn ich reich wäre, würde ich nur meines Geldes wegen geliebt.«	○

Glaubenssatz	Skalen-wert
»Das Geld zerrinnt mir zwischen den Fingern.«	2
»Spare in der Zeit, so hast du in der Not.« (Angst)	2
»Geiz ist geil.«	1
»Geld verdirbt den Charakter.«	2
»Geld macht nicht glücklich.«	1
»Alles Geld, das ich bekomme, wird anderen weggenommen.«	0
»Richtig reich kann man nur mit Rücksichtslosigkeit und Härte werden.«	0
»Eher geht ein Kamel durch ein Nadelöhr, als dass ein Reicher ins Himmelreich käme.«	0
»Gott will nicht, dass mir Geld/Reichtum wichtig ist.«	0
»Der größte Schatz für einen Mann ist eine Frau, die sparen kann.«	0
»Reichtum steigt unweigerlich zu Kopf.«	0
»Durch ehrliche Arbeit kann man nicht reich werden.«	0
»Man bekommt im Leben nichts geschenkt.«	0

Glaubenssatz	Skalen-wert
»Ich kann nichts so gut, dass ich damit reich werden könnte.«	2
»Mit dem, was ich liebe und gern tue, darf ich kein Geld verdienen.«	2
»Reich zu werden ist anstrengend – und klappt sowieso nicht.«	1
»Wenn ich mit etwas, was mir so leichtfällt, dermaßen viel Geld verdiene, fühle ich mich wie ein Scharlatan.«	2
»Geld macht hochnäsig und arrogant.«	3
»Nur wer spart, kann reich werden.«	1
»Gott liebt die Armen.«	0
»Wenn ich viel Geld hätte, könnte ich mich nicht mehr an Kleinigkeiten erfreuen.«	0
»Geld macht faul und bequem.«	0
»Reichtum macht einsam.«	2
»Wer reich ist, hat keine echten Freunde mehr.«	2
»Reichtum ruft Neider auf den Plan.«	4
»Reiche können nachts nicht ruhig schlafen.«	1

Glaubenssatz	Skalen-wert
»Strebe nicht nach Geld, das letzte Hemd hat keine Taschen.«	
»Geld schafft nichts als Sorgen und Probleme.«	
»Reichtum geht auf Kosten meiner Gesundheit.«	
»Reichtum geht auf Kosten meiner Familie.«	
»Geld bewirkt nie etwas Gutes.«	
»Ohne Geld bin ich ein kompletter Versager.«	
»Armut ist schlecht, erbärmlich und mies.« (Thema Verachtung)	
»Sei zufrieden mit dem, was du hast.«	
»Mehr, als ich habe, verdiene ich auch nicht.«	
»Wenn ich viel (mehr) Geld haben wollte, müsste ich mich derart verändern, dass mein Partner mich nicht mehr so lieben würde.«	
»Bescheidenheit ist eine Zier.«	
»Geld im Überfluss ist obszön.«	
»Um sparen zu können, bin ich nicht diszipliniert genug.«	

Glaubenssatz	Skalen-wert
»Mit viel Geld würde ich dekadent.«	2
»Wenn meine Kinder in Reichtum aufwachsen, werden sie drogensüchtig und zu verwöhnten Gören.«	1
»Reichtum ist ungerecht. Auf der Welt leiden so viele Menschen Hunger.«	1
»Wenn ich mehr verdiene, muss ich nur mehr Steuern zahlen.«	4
»Über Geld spricht man nicht.«	2
»Geben ist seliger denn nehmen.«	2
»Lieber arm und gesund als reich und krank.«	6
»Geld und Spiritualität passen nicht zusammen.«	2
»Geld ist die Wurzel allen Übels.«	0
»Geld sollte man nur für nützliche Dinge ausgeben.«	7
»Männer müssen mehr verdienen als Frauen.«	0
»Geld regiert die Welt. (Thema Ärger, Resignation und Verachtung)	7
»Luxus ist rausgeschmissenes Geld.«	2

Glaubenssatz	Skalen-wert
»Wer reich ist, hat kein Herz.«	1
»Wer hoch steigt, kann tief fallen.«	3
»Die Reichen bauen ihr Glück auf dem Unglück der anderen auf.«	0
»Die Reichen unterdrücken die Armen.«	1

Nachdem Sie Ihre begrenzenden Glaubenssätze in Bezug auf Geld nunmehr aufgelöst haben, wenden wir uns jetzt den positiven Glaubenssätzen zu und damit auch einer anderen Bewertungstechnik. Es ist wichtig, dass diese Überzeugungen 100 % wahr für Sie sind, wenn Sie ein positives Verhältnis zu Geld aufbauen wollen. Deshalb lesen Sie sich die folgenden Sätze nacheinander durch und beurteilen Sie auf einer gegenüber Ihrem bisherigen Vorgehen umgekehrten Skala, welchen Wahrheitsgehalt sie jetzt für Sie haben (0 = überhaupt nicht wahr, 10 = absolut wahr).

Glaubenssatz	Skalen-wert
»Geld bewirkt viel Gutes.«	8
»Ich ziehe Geld an wie ein Magnet.«	6

Glaubenssatz	Skalen-wert
»Gute und intelligente Menschen sollten immer vermögend sein.«	6
»Ich liebe Geld.«	7
»Geld ist etwas Schönes und Gutes.«	7
»Geld ist reine Energie.«	10
»Geld macht sexy.«	5
»Reichtum ist schön.«	6
»Reichtum steht mir gut.«	4

Nehmen Sie sich jetzt nacheinander alle Sätze vor, die einen Skalenwert unter 10 haben. Sprechen Sie den ersten Satz aus, klopfen dabei die Nierenpunkte (Nr. 6) und spüren Sie, welche negativen Gefühle dieser Satz auslöst. Eventuell spüren Sie Ärger, Wut, Hass, Trauer oder Empörung (»Stimmt doch gar nicht!«). Lösen Sie diese Emotionen auf, bis das Aussprechen des betreffenden Satzes nur noch Wohlgefühl und ein deutliches JA! bei Ihnen auslöst.

Geldbotschaften aus Ihrer Kindheit

Im vorangegangenen Kapitel konnten Sie erfahren, wie Glaubenssätze und Überzeugungen Ihr Verhältnis zu Geld bestimmen und wie Sie diese verändern können. Eine noch tiefere Prägung auf unbewusster Ebene hinterlassen bedeutsame Erlebnisse, die Sie als Kind im Zusammenhang mit dem Thema Geld, Reichtum und Armut hatten. Da es sich dabei um Erfahrungen handelt, die zum Teil mit starken Gefühlen, auch seitens Ihrer Eltern, verbunden waren, wirken sie bei Weitem stärker und nachhaltiger als das gesprochene Wort.

Wenn es in Ihrer Familie z.B. häufig Streit um Geld gab, kann es im späteren Leben womöglich zu einer Verknüpfung von Geld und Streit kommen, die sich in der Botschaft »Geld führt zu Streit und Unfrieden (in der Welt, in der Familie)« niederschlägt, auch wenn die Eltern dies gar nicht beabsichtigten. Denn viel mehr als verbale Äußerungen beeinflusst ihr Handeln die Kinder.

Die Erfahrungen, die Sie als Kind in der Familie gemacht haben, gehen immer auch mit positiven oder negativen Gefühlen einher. Sollte es sich dabei z.B. um Emotionen wie Angst, Trauer oder Bedrohung handeln, wird Ihr späteres Verhältnis zum Geld von genau diesen Gefühlen bestimmt sein. Denn wie wir im Zuge unserer Arbeit immer wieder feststellen, wirken belastende Situationen aus der Kindheit oder Jugend auch im Erwachsenenalter noch so lange nach, bis sie erlöst werden.

Das Streben nach Gleichgewicht

Unser Selbst neigt dazu, »Unabgeschlossenes« zu einem Ende bringen zu wollen. Und wahrscheinlich gibt es auch in Ihrem Leben gewisse Ereignisse, die für Sie keinen befriedigenden Abschluss gefunden haben. Und nun wandern Ihre Gedanken unwillkürlich immer wieder zu diesen Situationen zurück und zu den Personen, die Sie damit assoziieren. Energetisch sind Sie also weiterhin mit Ihrer Vergangenheit verbunden.

Nehmen wir an, in Ihrer Kindheit und Jugend wurden Ihre finanziellen/materiellen Bedürfnisse von den Eltern häufig ignoriert oder gar der Lächerlichkeit preisgegeben. Darüber waren Sie traurig und wütend, vielleicht empfanden Sie auch Empörung über diese vermeintliche Ungerechtigkeit. Das heißt, da ist ein emotionales Ungleichgewicht entstanden, das Sie auch im Erwachsenenalter noch beeinflusst. Ihr Selbst versucht nun, dieses Ungleichgewicht auszugleichen. Folglich erschaffen Sie sich unbewusst immer wieder Situationen, die diese nicht geheilten Gefühle aufs Neue aktivieren und Ihnen eine Möglichkeit geben, sie zu heilen. Unter den gegebenen Umständen werden Sie aller Wahrscheinlichkeit nach auch als Erwachsene(r) noch das Empfinden haben, Ihre materiellen/finanziellen Bedürfnisse würden nicht erfüllt. Vielleicht haben Sie einen Partner, der Ihre Wünsche ebenso ignoriert wie ehedem die Eltern – was dieselben Gefühle hervorruft, die Sie damals Ihrem Vater und/oder Ihrer Mutter gegenüber hatten. Statt nun aber den Partner anzufeinden oder ihn gar zu verlassen, wäre es in dieser Situation viel sinnvoller, die Wunde des inneren Kindes zu heilen. Dies setzt allerdings voraus, die »neue« Situation tatsächlich als Chance zu begreifen, als willkommene Gelegenheit, Unerledigtes abzuschließen und das emotionale Gleichgewicht wiederherzustellen.

Wie gesagt: Es gehört zum Wesen der menschlichen Natur, immer nach einem Gleichgewicht in Körper, Geist und Seele zu streben. (Diese Tendenz zur Selbstregulation ist übrigens auch unter dem Begriff Homöostase [griechisch = Gleichstand] bekannt.)

Emotional belastende Situationen aus der Vergangenheit stellen immer ein Ungleichgewicht unserer Körper-Geist-Seele-Einheit dar. Wenn Sie z. B. Hunger haben, denken Sie unentwegt ans Essen. Und erst wenn Sie satt sind, kann sich Ihre Aufmerksamkeit auch wieder anderen Dingen zuwenden, einem guten Buch vielleicht. Genauso ist es mit den Emotionen. Hier bedeutet Ungleichgewicht, aus der Balance des inneren Friedens und der Harmonie zu geraten. Eine solche Unausgeglichenheit kann sich etwa darin äußern, dass Sie sich oder anderen auch in der Gegenwart noch negative Gefühle aus der Vergangenheit entgegenbringen (Ärger, Wut, Hass, Enttäuschung, Trauer etc.).

Die meisten Menschen verschwenden viel Energie darauf, diese alten Emotionen unter Verschluss zu halten und sie zu verdrängen, lenken sich lieber ab, indem sie fernsehen, andere Formen der Zerstreuung suchen oder sogar Drogen konsumieren.Verdrängte Gefühle haben jedoch die Eigenschaft, sich auf körperlicher Ebene auszudrücken, und zwar in Form von Krankheiten. In ihrem Buch *Krankheit als Weg* haben Dr. Rüdiger Dahlke und Thorwald Dethlefsen schon vor 30 Jahren auf diesen Zusammenhang hingewiesen.

Gleichgewicht wird als Gefühl der Ruhe, der Entspannung, des Zufriedenseins und des Friedens erlebt, wie es sich nach einem guten Essen oder einem intimen Beisammensein mit dem Partner einstellt – und meistens auch, wenn das Bankkonto ein erfreuliches Plus ausweist. Nur ist dieses umfassende Gefühl der Ausgeglichenheit selten von Dauer. Vielmehr weicht es bald neuerlichem Ungleichgewicht.

Dieses Wechselspiel von Ungleichgewicht und Wiedererlangen der Balance bestimmt unser ganzes Leben. Es ist die Grundlage allen Wachstums und äußert sich nicht nur in körperlichen Bedürfnissen (wie etwa nach Nahrung, Schlaf und Sex), sondern z.B. auch im Streben nach Fülle und Reichtum. Armut stellt mithin einen Zustand des Ungleichgewichts bzw. des Mangels dar.

Das Streben nach Ausgeglichenheit, Ruhe und Frieden kommt besonders auch im emotionalen Bereich zum Tragen: Wer etwa eine Phase intensiver Trauer durchlebt, in der er seine Gefühle nicht verdrängt, sondern sich ihnen stellt, wird daran wachsen und emotional gereift daraus hervorgehen, besonders wenn er die Trauer beklopft. Dasselbe gilt auch für Ärger und andere Gefühle. Sie alle müssen erlebt und ausgedrückt werden, um das Gleichgewicht wiederherstellen zu können. Hier ist die Sehnsucht der Seele am

Werk, von niedrigen zu hohen Bewusstseinsebenen zu gelangen, also in Ruhe und Frieden zu sein.

So, wie sich Ihr Körper in einem gesunden Gleichgewicht befindet, wenn Sie ihn regelmäßig mit ausreichend Nahrung versorgen, verhält es sich auch mit dem Geist und der Seele. Das ganze Leben über sind wir immer wieder Situationen ausgesetzt, die unser emotionales Gleichgewicht stören. Bisher haben Ihre Versuche, es wiederherzustellen, vielleicht darin bestanden, vor lauter Ärger auf ein Kissen einzuschlagen, im Fußballstadion aus voller Kehle Ihren Zorn herauszuschreien oder über lange Zeit Ihrer Trauer Ausdruck zu verleihen.

Mit MET steht Ihnen ab sofort eine viel elegantere, schnellere und vor allem wirksamere Technik zur Verfügung, sich von alten emotionalen Bürden zu befreien und emotional wieder ins Gleichgewicht zu kommen – auch, was Ihr Verhältnis zum Geld angeht.

Mithilfe von MET können Sie belastende Ereignisse aus der Kindheit neutralisieren, indem Sie sich diese bewusst machen und die damit zusammenhängenden Gefühle und Geldbotschaften, von denen Sie bislang gesteuert wurden, beklopfen und auflösen.

Die Beschäftigung mit Ereignissen aus Ihrer Kindheit und Jugend löst häufig belastende Gefühle aus, wie Ärger, Trauer, Angst, Wut, Hass, Groll etc., Gefühle, die Sie als Kind/Jugendlicher in der damaligen Situation ebenfalls hatten. Sobald Sie diese emotionale Verknüpfung mit der Vergangenheit durch MET aufgelöst haben, werden Sie frei sein und das positive Verhältnis zum Geld an den Tag legen können, das Sie sich als Erwachsener wünschen.

Ein Beispiel: In einem unserer Seminare erzählte eine Teilnehmerin, dass sie als Kind nie Taschengeld bekommen habe. Während sie darüber sprach, kam bei ihr Ärger auf den Vater hoch, der in der Familie die Verfügungsgewalt über die Finanzen hatte. Die Frau berichtete auch über ihre aktuelle Lebenssituation. Demnach bekam sie von ihrem Mann zwar monatlich das Haushaltsgeld zugeteilt, eigene Mittel jedoch besaß sie nicht. Für sie war das eine Wiederholung ihrer Erfahrungen im Elternhaus. Da sie durch ihre Tätigkeit im Haushalt ja genauso zum Funktionieren der Familie beitrage wie ihr Mann, sagte sie, sei sie schon lange unterschwellig sauer auf ihn, sehe aber keine Möglichkeit, etwas an ihrer Situation zu ändern. Sobald sie dann jedoch den Ärger auf ihren Vater aufgelöst hatte, war ebenfalls der Ärger auf Ihren Mann verschwunden und sie war bereit und in der Lage, ihre Forderung nach eigenem Geld gegenüber ihrem Ehemann durchzusetzen, friedlich, aber bestimmt.

Ihre Kindheit und Jugend – eine Reise in vier Etappen

Um die aus Ihrer persönlichen Vergangenheit stammenden Belastungen, die in puncto Geld bei Ihnen vorhanden sind, erfolgreich aufzulösen, gehen Sie in vier Schritten vor:

1. Sie schreiben die Gelderlebnisse Ihrer Kindheit und Jugend auf.
2. Sie beklopfen die dabei auftauchenden Gefühle.

3. Sie formulieren Ihre Geldbotschaft(en).
4. Sie lösen Ihre Geldbotschaften auf.

Schritt 1: Die Gelderlebnisse Ihrer Kindheit und Jugend

Um Sie dabei zu unterstützen, die in Sachen Geld relevanten Erlebnisse Ihrer persönlichen Vergangenheit zu identifizieren, haben wir einige Fragen für Sie zusammengestellt, die Ihnen bei der Orientierung helfen werden. Lesen Sie sich diese Fragen in Ruhe durch und notieren Sie sich die Ereignisse, die Ihnen dazu in den Sinn kommen. Während Sie sich damit beschäftigen, können Sie fortwährend Ihre Nierenpunkte (Punkte 6) klopfen. Dies wird Ihnen den Zugang zu den Erinnerungen erleichtern, die im Unterbewusstsein gespeichert sind. Darüber hinaus können Sie auf diese Weise geringfügige emotionale Belastungen sofort auflösen.

Nachdem Sie sichergestellt haben, dass Sie in den nächsten ein, zwei Stunden ungestört sind, wenden Sie sich den einzelnen Fragen zu und gehen dabei gedanklich in Ihre Kindheit und Jugend zurück. Vor Ihrem inneren Auge entstehen Bilder vom Umgang der Eltern mit Geld. Schreiben Sie alles auf, was Ihnen in den Sinn kommt.

– Waren Ihre Eltern arm oder reich?
– Haben sich Ihre Eltern über Geld gestritten?
– Haben Sie (regelmäßig) Taschengeld bekommen?
– Durften Sie mit Ihrem Taschengeld machen, was Sie wollten?

– Durften Sie Ihr Taschengeld nur für nützliche Dinge ausgeben?

– Haben Ihre Eltern Ihnen Geld weggenommen (z.B. Ihr Sparschwein geplündert)?

– Mussten Sie die Kleidung Ihrer Geschwister auftragen, oder wurden Sie nach Ihrem Geschmack eingekleidet?

– Haben Ihre Eltern Kleidung in Secondhandläden gekauft?

– Wie haben Ihre Eltern ihr Geld ausgegeben? Mit Freude oder mit Angst?

– Haben sich Ihre Eltern Dinge gekauft, einfach weil sie Spaß daran hatten?

– Hatten Ihre Eltern Freude an ihrem Geld?

– War für Ihre Eltern das Geldverdienen ein ständiger Kampf ums Überleben?

– Wurde in Ihrer Familie offen über Geld gesprochen, oder war dieses Thema tabu?

– Haben sich Ihre Eltern darüber geäußert, wie viel sie verdienen?

– Haben Ihr Vater oder Ihre Mutter eigenes Geld zur freien Verfügung gehabt?

– Sind Ihre Eltern auf Ihre finanziellen/materiellen Wünsche und Bedürfnisse eingegangen?

– Wie haben sich Ihre Eltern über wohlhabende Menschen und Reichtum im Allgemeinen geäußert?

– Wie haben Ihre Eltern über Armut gesprochen?

– Waren Ihre Eltern eher großzügig oder geizig?

– Haben Ihre Eltern gespart?

– War Geld eher Mangelware oder im Überfluss vorhanden?

– Haben Ihre Eltern ihr Geld auf ehrliche Weise verdient?
– Haben Ihre Eltern häufig Konsumschulden gemacht?

Schritt 2: Beklopfen der Gefühle

Wenn sich beim Aufschreiben Ihrer Erinnerungen Gefühle einstellen, wie etwa Trauer, Ärger, Wut, Groll, Frust, Enttäuschung, Scham- oder Schuldgefühle, Resignation, dann sollten Sie diese sofort durch Klopfen auflösen.

Ein Beispiel: Vielleicht notieren Sie, dass Ihre Eltern sich immer über Geld gestritten haben und dass finanzielle Probleme schließlich ein wichtiger Scheidungsgrund waren. Beim Aufschreiben werden Sie plötzlich traurig darüber, dass sich Ihre Eltern erstens immer gestritten haben und dass sie sich zweitens haben scheiden lassen. Diese Traurigkeit klopfen Sie dann nach dem bewährten Muster.

Ihre Klopfsätze könnten z.B. lauten:
◉ »Meine Trauer, dass sich meine Eltern immer gestritten haben.«
◉ »Meine Trauer, dass sich meine Eltern haben scheiden lassen.«

Oder Sie erinnern sich, dass Ihre Eltern immer hart für ihr Geld haben arbeiten müssen. Das macht Sie möglicherweise traurig und löst vielleicht auch ein Schuldgefühl aus, dass Sie persönlich es heute viel leichter haben. Klopfen Sie dann sowohl Ihre Trauer als auch Ihr Schuldgefühl.

Ihre Klopfsätze könnten lauten:

- »Meine Trauer, dass meine Eltern immer so hart arbeiten mussten.«
- »Mein Schuldgefühl, dass es mir heute so gut geht.«

Angenommen, Sie haben aufgeschrieben, dass Sie aus armen Verhältnissen stammen, doch stellt sich kein Gefühl dazu ein. Das Thema »Armsein« sollten Sie in diesem Fall trotzdem beklopfen. Ihr Einstiegsklopfsatz könnte dann etwa lauten:

»Meine Eltern waren arm.« Oder: »Wir waren arm.« Oder: »Ich stamme aus armen Verhältnissen.«

Das Beklopfen dieser Sätze kann bewirken, dass Ihnen bisher verdrängte Gefühle bewusst werden. Während des Klopfens könnte z. B. Ärger darüber hochkommen, dass Sie arm waren. Sollten sich nach dem Auflösen des Ärgers weitere Gefühle einstellen, etwa Trauer oder Scham, so klopfen Sie diese ebenfalls.

Ihre Klopfsätze könnten dann lauten:

- »Mein Ärger, dass meine Eltern so arm waren.«
- »Mein Ärger auf die Armut.«
- »Meine Trauer/meine Scham, weil wir so arm waren.«

Erst wenn Sie sich bei der jeweiligen Erinnerung ruhig und entspannt fühlen, also emotional ins Gleichgewicht gekommen sind, gehen Sie zum nächsten Punkt über, den Sie sich aufgeschrieben haben, und bearbeiten ihn.

Schritt 3: Formulieren Ihrer Geldbotschaft(en)

Jetzt gilt es, herauszufinden, welche Botschaften in den Kindheitserlebnissen enthalten sind, die Sie sich aufgeschrieben haben. Da wir aus unseren Seminaren wissen, dass dies nicht immer ganz einfach ist, haben wir für Sie einige der Geldbotschaften zusammengestellt, die sich am häufigsten herauskristallisieren. Nehmen Sie jetzt die Liste Ihrer persönlichen Kindheitserlebnisse zur Hand und schreiben Sie sich hinter jede Ihrer Erinnerungen die Botschaft, die sich für Sie dahinter verbirgt.

Hier Beispiele aus unserer Seminarpraxis:

Bei Ihnen zu Hause hat die Mutter immer das Geld verwaltet.

Mögliche Botschaft:
– »Männer können nicht mit Geld umgehen.«

Ihr Vater hat Ihrer Mutter monatlich ein sehr knapp bemessenes Haushaltsgeld zugeteilt.

Mögliche Botschaften:
– »Männer benutzen Geld als Machtinstrument.«
– »Frauen sind es nicht wert, viel Geld zu haben.«

Ihre Mutter musste immer um Haushaltsgeld betteln.

Mögliche Botschaften:
- »Ich muss mich erniedrigen, um Geld zu bekommen.«
- »Eigenes Geld steht mir/Frauen nicht zu.«

Bei Ihnen zu Hause wurde an allen Ecken und Enden gespart.

Mögliche Botschaften:
- »Es ist nie genug da.«
- »Es ist immer zu wenig da.«
- »In der Welt herrscht Mangel.«
- »Ich darf keine Ansprüche stellen.«
- »Geld ist immer knapp.«
- »Irgendwann gibt es wieder Notzeiten.«

Sie haben als Kind kein Taschengeld bekommen.
Mögliche Botschaften:
- »Ich darf keine Ansprüche stellen.«
- »Ich kann nicht mit Geld umgehen.«
- »Ich darf keine eigenen Erfahrungen sammeln.«
- »Mir steht Geld nicht zu.«
- »Ich bin es nicht wert, Geld zu haben.«

Sie haben zwar Taschengeld bekommen, durften aber nicht frei darüber verfügen.

Mögliche Botschaften:
– »Meine Bedürfnisse sind nicht wichtig.«
– »Ich bin es nicht wert, eigene Erfahrungen zu machen.«
– »Ich darf meine Bedürfnisse nicht mithilfe von Geld befriedigen.«
– »Ich habe es nicht verdient, dass meine Wünsche erfüllt werden.«
– »Über meine Bedürfnisse bestimmen immer andere.«

Ihre Eltern haben Ihnen Geld weggenommen (z. B. Ihr Sparschwein geplündert).

Mögliche Botschaften:
– »Ich werde nicht als eigenständige Persönlichkeit wahrgenommen und geachtet.«
– »Eltern sind von ihren Kindern abhängig.«
– »Erwachsene brauchen die Unterstützung ihrer Kinder.«
– »Eltern dürfen ihre Macht missbrauchen.«

Ihre Eltern haben sich nie etwas geleistet, was ihnen Spaß gemacht hat.

Mögliche Botschaft:
– »Ich darf mir nichts gönnen.«

Ihre Mutter hat sich nie etwas gegönnt.

Mögliche Botschaften:
- »Frauen müssen sich für die Familie aufopfern und immer für andere da sein.«
- »Frauen haben es nicht verdient, sich etwas zu gönnen.«
- »Erst die Familie und dann ich.«

Sie kommen aus ärmlichen Verhältnissen, waren nie modisch gekleidet, Ihre Eltern sind nie mit Ihnen in Urlaub gefahren, haben Sie nie ins Restaurant eingeladen und haben nur gebrauchte Kleidung gekauft etc.

Mögliche Botschaften:
- »Ich gehöre nicht in die Welt der Reichen und Schönen.«
- »Wir sind arm und bleiben arm.«
- »Reich zu reich, arm zu arm.«

Sie mussten immer die Kleidung Ihrer älteren Geschwister oder gebrauchte Kleidung auftragen.

Mögliche Botschaften:
- »Etwas Neues bin ich nicht wert.«
- »Niemand interessiert sich für meine Bedürfnisse.«
- »Ich bin nicht wichtig.«
- »Ich bin es nicht wert, etwas Neues zu besitzen.«

Sie haben miterlebt, dass Ihre Eltern rund um die Uhr hart gearbeitet haben. Beide waren ständig erschöpft und häufig krank. Das Geld hat trotzdem hinten und vorn nicht gereicht.

Mögliche Botschaften:
- »Erfolg kann ich nur haben, wenn ich mich halb tot arbeite.«
- »Man muss hart kämpfen, um über die Runden zu kommen.«
- »Geld muss man sich schwer verdienen.«
- »Von nichts kommt nichts.«

Ihre Eltern haben sich häufig über Geld gestritten.

Mögliche Botschaften:
- »Geld bringt nichts als Unfrieden.«
- »Wenn es um Geld geht, gibt es immer Streit.«

Ihre Eltern haben häufig Konsumschulden gemacht.

Mögliche Botschaften:
- »Man kann auch auf Pump leben.«
- »Es ist völlig normal, auf Pump zu leben.«
- »Zinsen und Zinseszinsen zu zahlen ist völlig normal.«
- »Mit Schulden zu leben ist völlig in Ordnung.«

Schritt 4: Auflösen Ihrer Geldbotschaften

Nacheinander beklopfen Sie nun die einzelnen Botschaften, die Sie sich notiert haben, und lösen sie damit auf.

Ein Beispiel: Angenommen, eine Ihrer Geldbotschaften lautet »Ich bin es nicht wert, Geld zu haben«, so ist dies Ihr Eingangsklopfsatz.

Während Sie diesen klopfen, kann sich eines der Ihnen inzwischen schon bekannten belastenden Gefühle einstellen (oder auch mehrere).

Als mögliche Klopfsätze ergeben sich in unserem Beispiel:

- ☻ »Mein Ärger/meine Trauer auf mich, dass ich es nicht wert bin, Geld zu haben.«
- ☻ »Mein Ärger/meine Trauer auf mich, dass ich das immer noch glaube.«

Wenn Sie alle Gefühle in Bezug auf Ihre Geldbotschaften aufgelöst haben und keine negativen Emotionen mehr auftauchen, sprechen Sie den Satz noch einmal laut aus und prüfen, ob er für Sie noch Gültigkeit besitzt. Sollte dies der Fall sein, beklopfen Sie den Satz so lange, bis er für Sie persönlich jede Bedeutung verloren hat und Ihnen womöglich fremd und völlig an den Haaren herbeigezogen vorkommt. Mit Sicherheit stellt sich sogar die Überzeugung ein, dass Sie es sehr wohl wert sind, Geld zu haben. Durch Beklopfen können Sie diese neue, positive Gefühlseinstellung noch verstärken. Der begleitende Satz würde dann lauten:

»Ich bin es wert, (viel) Geld zu haben.« Da diese Aussage jetzt Ihre innere Wahrheit genau widerspiegelt, werden Sie beim Beklopfen Stärke und Bestätigung empfinden. Auf genau dieselbe Weise verfahren Sie auch mit den anderen Botschaften, die Sie sich notiert haben.

Geldbotschaften des Clans

Was Ihre längst verstorbenen Vorfahren mit der finanziellen Situation zu tun haben, in der Sie sich gegenwärtig befinden?

Nun, vermutlich mehr, als Sie vielleicht denken. Eine Familie, ein Clan ist ein energetisches System, was sich über viele Generationen erstreckt. Wir sind nicht frei von den Erlebnissen unserer Ahnen und erhalten nicht nur Botschaften unserer Eltern, sondern über diese auch die Botschaften unserer Ahnen. Die Erfahrungen, die Ihre Vorfahren mit Geld gemacht haben, können auch heute noch Einfluss auf Sie haben.

In unseren Seminaren erleben wir immer wieder, wie stark die Art und Weise, wie die Vorfahren ihr Geld verdient haben, bzw. finanzieller Ruin oder finanzielle Verluste in der Ahnenreihe das Verhältnis der Nachfahren zu Geld beeinflussen und regelrecht Blockaden errichten können, die ein neutrales Verhältnis zu Geld unmöglich machen.

Als Teil eines Clans können Sie sich dessen Botschaften kaum entziehen, umso weniger, wenn diese nicht ausgesprochen, sondern immer nur auf unbewusstem Wege weitergegeben wurden. Dies kann manchmal erklären, warum sich bei Ihnen, wenn Sie schon viel an dem Thema Geld gearbeitet haben, nichts Entscheidendes verändert. Sie sind

Teil des morphischen Feldes Ihres Clans. Und dieses morphische Feld des Clans gibt bestimmte Informationen auf energetische Weise an seine Mitglieder weiter.

In einem unserer Klopfen-Sie-sich-reich®-Seminare berichtete eine Teilnehmerin, nennen wir sie Monika, über ihre Großeltern, die im Zweiten Weltkrieg mit unlauteren Methoden ein großes Vermögen angehäuft hatten. Monikas Eltern, die dieses Vermögen erbten, verfügten nach dem Krieg über sehr viel Geld. Monika empfand eine latente Ablehnung dem Reichtum ihrer Familie gegenüber. Nachdem sie das Erbe ihrer Eltern angetreten hatte, spekulierte sie mit Aktien und verlor an der Börse wiederholt größere Summen.

Im Rahmen unseres Seminars wollte Monika nun herausfinden, wieso es ihr nicht gelang, ihr Erbe zu bewahren und zu vermehren. Im Gespräch wurde ihr klar, dass sie im Grunde ein schlechtes Gewissen hatte. Sie litt unter Schuldgefühlen, die sie von ihren Eltern übernommen hatte und die sich darauf zurückführen ließen, dass die Großeltern auf ethisch unvertretbare Weise zu ihrem Geld gekommen waren.

Wir haben es hier mit dem Phänomen zu tun, dass Nachkommen, ohne sich dessen bewusst zu sein, die unerlösten Emotionen ihrer Vorfahren übernehmen und mitunter sehr darunter leiden. Menschen in einer solchen Situation haben oft den Eindruck, in Bezug auf Geld wie fremdgesteuert zu agieren und in ihren Entscheidungen nie wirklich frei zu sein.

Nachdem Monika mit MET das Schuldgefühl ihrer Großeltern sowie ihre eigene Trauer und Wut über das Verhalten der Vorfahren mit MET aufgelöst hatte, konnte sie ganz entspannt an das viele Geld denken, das sie besaß, und sich auch genüsslich vorstellen, es zu vermehren.

Wie wir aus unserer Arbeit wissen, werden nicht nur bestimmte Gefühle von den Vorfahren übernommen, sondern auch Glaubenssätze, Botschaften und Programmierungen. Dieser Einfluss kann so weit gehen, dass »Abmachungen« mit den Vorfahren getroffen werden, an die sich die Nachkommen zwingend gebunden fühlen.

Wenn z.B. der Großvater mit seinem Unternehmen bankrottgegangen ist, so kann es sein, dass dieses für die Familie mit Scham- und Schuldgefühlen besetzte Ereignis verschwiegen wird. Unter solchen Umständen kann zwischen Großvater und einem Enkelkind eine unausgesprochene »Übereinkunft« entstehen, die heißt: Du darfst nicht erfolgreicher sein als ich. Alle Entscheidungen, die der Nachkomme später in Bezug auf Geld trifft, sind nicht nur von den Schuld- und Schamgefühlen des Großvaters gefärbt, sondern auch von der unbewussten Übereinkunft, nicht erfolgreicher zu sein als er. Die Folge: Der Nachfahre ist in Bezug auf sein Leben und seine Entscheidungen gerade in Bezug auf Geld nicht frei ist. Auch derartige Abmachungen können mit MET gelöst werden, und der Betroffene ist dann frei in seinen finanziellen Entscheidungen. Und das hat weitreichende Folgen für sein gesamtes Leben.

Wenn Sie sich dafür entscheiden, alle belastenden Gefühle, hemmenden Glaubenssätze, Programmierungen und Botschaften Ihres Clans aufzulösen, werden Sie spüren, dass Sie sich allmählich von den Fesseln einer Vergangenheit befreien, die Sie selbst womöglich gar nicht selbst erlebt

haben. Und das wirkt sich nicht nur positiv auf Ihr gegenwärtiges Verhältnis zum Geld aus, sondern bringt Sie auch
in anderen Bereichen Ihres Lebens einen großen Schritt
weiter.

Schockiert?

Das, was wir im vorigen Abschnitt über die Verstrickung
mit den Ahnen geschrieben haben, ist für Sie möglicherweise vollkommenes Neuland. Und vielleicht sind Sie darüber auch so schockiert, dass Sie die Informationen gar
nicht an sich herankommen lassen möchten. Wie dem auch
sei, bevor Sie weiterlesen, sollten Sie den emotionalen Zustand, in dem Sie sich jetzt gerade befinden, beklopfen, um
für die kommende Arbeit frei zu sein.

Mögliche Klopfsätze:
- »Ich bin geschockt über die Dimension dessen, was ich
da gelesen habe.«
- »Das gibt es doch gar nicht!«
- »So ein Blödsinn!«

Vielleicht ist es Ihnen auch unangenehm, sich mit diesem
Thema zu beschäftigen.

Dann klopfen Sie:
- »Es ist mir peinlich/unangenehm, mich mit diesem Thema zu beschäftigen.«

Klopfen Sie die Sätze so lange, bis Sie in einem Zustand von Neutralität und Wissbegier sind und das Gefühl haben, dass Sie sich jetzt Ihrer ganz persönlichen »Ahnenforschung« widmen können.

Familiengeschichte(n)

Wenn Sie das Gefühl haben, nicht genügend über Ihre Vorfahren informiert zu sein, sollten Sie, sofern sie noch leben, Ihre Eltern, die Großeltern oder andere Verwandte (Tanten, Onkel) interviewen. Sie werden staunen, wie viele Informationen, die Ihnen bislang völlig unbekannt waren, Sie auf diesem Wege erhalten. Vielleicht ist es sinnvoll, sich einzeln mit Mutter und Vater zusammenzusetzen. Denn oftmals haben auch die Eltern untereinander Geheimnisse oder eine gewisse Scheu, offen im Beisein des Ehepartners über Familiendinge zu sprechen. Denn jeder Ihrer Eltern hat ja seine eigene Geschichte. Während oder unmittelbar nach einem solchen Gespräch sollten Sie sich Notizen machen.

Falls Sie sich allerdings nicht trauen, mit Ihren Eltern über Ihre Ahnen zu sprechen, klopfen Sie zunächst: »Meine Angst/Scheu/Scham, mit Mutter/Vater über diese Dinge zu sprechen.«

Und was, wenn Sie niemanden (mehr) haben, der Ihnen Auskunft erteilen könnte? Spüren Sie den Gefühlen nach, die dieser Umstand auslöst, und beklopfen Sie sie.

Die entsprechenden Sätze könnten lauten:

◎ »Meine Trauer/mein Ärger darüber, dass es niemanden gibt, mit dem ich über meine Vorfahren sprechen könnte.«

◎ »Meine Trauer/mein Ärger darüber, dass ich ganz allein auf der Welt bin.«

◎ »Meine Trauer/mein Ärger/meine Niedergeschlagenheit darüber, dass ich nie mehr etwas über meine Vorfahren erfahren werde.«

Ein Tipp noch zur Ahnenarbeit im Allgemeinen: Achten Sie in der Zeit, in der Sie sich intensiv mit diesem Thema beschäftigen, gut auf Ihre Träume. Denn es kommt gar nicht so selten vor, dass Botschaften der Vorfahren im Traum übermittelt werden. Sollte das auch bei Ihnen der Fall sein, wäre es sinnvoll, sich diese Botschaften unmittelbar nach dem Aufwachen zu notieren, so dass Sie sie zu einem geeigneten Zeitpunkt beklopfen können.

Geldbotschaften aus längst vergangenen Zeiten

Überprüfen Sie doch einmal, ob es bei Ihren Vorfahren Besonderheiten im Finanzbereich gab. Dafür haben wir Ihnen einige Begebenheiten genannt, die eventuell passiert sein können und eventuell bei Ihnen noch nachklingen. Lesen Sie die folgenden Sätze und überprüfen Sie, ob etwas Derartiges in Ihrer Familie passiert ist. Wenn Ihnen Ereignisse in Erinnerung kommen, die wir hier nicht genannt haben, dann schreiben Sie diese auf.

- Ist Ihre Familie schon seit Generationen immer arm?
- Ist es in Ihrer Ahnenreihe je zu Firmenpleiten gekommen?
- Hat einer Ihrer Vorfahren Haus und Hof beim Glücksspiel oder an der Börse verloren?
- Hat Ihr Clan auf andere Art und Weise sein gesamtes Hab und Gut verloren (etwa durch Krieg, Enteignung, Umsiedlung oder Flucht)?
- Wurde in Ihrer Ahnenreihe auf unehrenhafte Weise Geld verdient?
- Wissen Sie von Selbstmorden aufgrund finanzieller Verluste?

Wenn Sie eine oder mehrere dieser Fragen mit Ja beantwortet haben, beginnen Sie mit dem Klopfen des betreffenden Ereignisses in Verbindung mit dem Eingangssatz. Dabei achten Sie darauf, welches Gefühl (es können auch mehrere sein) die betreffende Thematik bei Ihnen gegenwärtig auslöst, und lösen es mit einer oder mehreren Klopfrunden auf.

Danach versuchen Sie sich in die Gefühle hineinzuversetzen, die die seinerzeit agierende Person gehabt haben könnte, und lösen diese Emotionen stellvertretend auf. Achten Sie in diesem Zusammenhang darauf, ob es in Ihrer Ahnenreihe eine für Sie ganz besonders wichtige Person gibt, mit der Sie sich mehr verbunden fühlen als mit allen anderen. Eine solche Form der Identifikation mit einem Familienmitglied wird auch in der Gestalttherapie, im Psychodrama und bei Familienaufstellungen eingesetzt. Mit MET können Sie die Gefühle der betreffenden Person(en) stellvertretend an sich selbst beklopfen und damit auflösen.

Während dieser Arbeit werden Sie sich mit großer Wahrscheinlichkeit bestimmter Botschaften Ihres Clans bewusst werden, die sich in Form von Glaubenssätzen oder Überzeugungen zeigen. Diese können Sie in einem weiteren Schritt ebenfalls auflösen.

Wohl gemerkt: Die Klopfsätze, die wir formulieren, sind *Vorschläge*, die Sie selbstverständlich für sich verändern können. Wichtig ist nur, dass Sie sich selbst gegenüber vollkommen ehrlich sind. Spüren Sie genau nach, was Ihre eigenen Gefühle im gegenwärtigen Moment sind.

Ihre ganze Familie ist schon seit Generationen immer arm gewesen.

Einstiegsklopfsatz:
- »Die Armut meiner Ahnen/meiner Familie.«

Beispiele für mögliche emotionale Klopfsätze:
- »Meine Scham, dass wir so arm sind.«
- »Mein Ärger, dass wir schon immer so arm waren.«
- »Mein Ärger auf die Ungerechtigkeit des Lebens.«
- »Meine Trauer, dass wir so arme Leute sind.«
- »Meine Resignation, dass wir so arm sind.«

Stellvertretendes Klopfen:
- »Der Ärger/die Trauer meines (Ur-)Großvaters, dass er so arm war.«

- »Die Scham/das Schuldgefühl meines (Ur-)Großvaters über seine Armut.«
- »Die Verzweiflung/Resignation meines (Ur-)Großvaters über seine Armut.«

Mögliche Botschaften:
- »Genau wie meine Familie werde auch ich es nie zu Reichtum bringen.«
- »Ich habe es nicht verdient, reich zu sein.«
- »Ich darf nicht reich sein.«
- »Ich kann es mir nicht vorstellen, aus dem Kreislauf der Armut auszubrechen.«
- »Arm bleibt arm.«
- »Daran wird sich nie etwas ändern.«

In Ihrer Ahnenreihe gab es eine oder mehrere Firmenpleiten.

Einstiegsklopfsatz:
- »Die Firmenpleiten in meiner Familie.«

Mögliche emotionale Klopfsätze:
- »Meine Angst, dass auch ich eine Pleite hinlege.«
- »Meine Scham/Schuld über die Pleite(n) in unserer Familie.«
- »Mein Ärger über die Verantwortungslosigkeit meiner Vorfahren.«
- »Meine Trauer darüber, dass meine Vorfahren diesen Verlust erlitten haben.«

Stellvertretendes Klopfen:

- ☻ »Der Ärger/die Trauer von X, dass er Pleite gemacht hat.«
- ☻ »Die Scham/das Schuldgefühl von X, dass er pleitegegangen ist.«
- ☻ »Die Verzweiflung/Resignation von X, dass er die Firma/Firmen in den Ruin getrieben hat.«

Mögliche Botschaften:
- — »Unsere Familie ist vom Pech verfolgt.«
- — »Hochmut kommt vor dem Fall.«
- — »Wer hoch steigt, kann tief fallen.«
- — »Werde niemals Unternehmer (da gehst du nur pleite).«

Einer Ihrer Vorfahren hat sein ganzes Vermögen beim Glücksspiel oder an der Börse verloren.

Einstiegsklopfsatz:
- ☻ »X hat sein ganzes Vermögen beim Glücksspiel (oder an der Börse) verloren.«

Mögliche emotionale Klopfsätze:
- ☻ »Mein Ärger/meine Wut/mein Hass/meine Trauer gegenüber X, dass er sich so verhalten hat.«
- ☻ »Mein Ärger/meine Wut/mein Hass/meine Trauer gegenüber X, dass er seiner Familie so etwas angetan hat.«
- ☻ »Meine Angst, dass mir so etwas auch passiert.«
- ☻ »Meine Scham/Schuld, dass X so verantwortungslos war.«

Stellvertretendes Klopfen:
- ☺ »Die Scham/das Schuldgefühl/der Ärger/die Trauer von X, dass er Haus und Hof verspielt hat.«
- ☺ »Die Verzweiflung/Trauer von X, dass er seiner Familie so viel Leid zugefügt hat.«

Mögliche Botschaften:
- − »Halte dich von der Börse und vom Glücksspiel fern.«
- − »An der Börse und/oder beim Glücksspiel kannst du nur verlieren.«

In Ihrer Familie ist es früher einmal zu einem Suizid aufgrund finanzieller Verluste gekommen.

Einstiegsklopfsatz:
- ☺ »X hat sich aufgrund von Geldproblemen umgebracht.«

Mögliche emotionale Klopfsätze:
- ☺ »Meine Trauer/mein Ärger/meine Scham, dass sich X umgebracht hat.«
- ☺ »Mein Ärger, dass sich X so aus der Verantwortung gestohlen hat.«

Stellvertretendes Klopfen:
- ☺ »Die Verzweiflung von X, dass er keinen Ausweg aus seiner Misere sah.«
- ☺ »Der Ärger von X, dass andere ihn in diese Situation gebracht haben.«

◉ »Der Ärger/die Selbstvorwürfe von X, dass er in diese ausweglose Situation geraten ist.«

◉ »Die Schuldgefühle von X seiner Frau/Familie gegenüber, dass er sich der Verantwortung entzogen hat.«

◉ »Die Trauer von X, dass er keinen anderen Ausweg wusste.«

Mögliche Botschaften:
– »Wenn du nicht mehr weiterweißt, bringst du dich um.«
– »Suizid ist auch eine Lösung.«

Ihr Clan hat aufgrund von Krieg, Enteignung, Umsiedlung, Flucht oder dergleichen sein ganzes Hab und Gut verloren.

Einstiegsklopfsatz:
◉ »Wir haben unser gesamtes Hab und Gut verloren (im Krieg, durch Enteignung, Umsiedlung, auf der Flucht etc.).«

Mögliche emotionale Klopfsätze:
◉ »Meine Trauer darüber, dass wir unser gesamtes Hab und Gut verloren haben.«
◉ »Mein Ärger, dass wir vertrieben/enteignet wurden.«
◉ »Mein Ärger, dass Menschen Krieg machen.«
◉ »Meine Angst vor Vermögensaufbau, weil meine Familie doch schon einmal ihr gesamtes Hab und Gut verloren hat.«

Stellvertretendes Klopfen:
- »Die Trauer/der Ärger/die Ohnmacht/Verzweiflung meiner Eltern/Großeltern, dass sie durch ... alles verloren haben.«

Mögliche Botschaften:
- »Du bist vollkommen machtlos/ausgeliefert/hilflos.«
- »Die da oben machen eh, was sie wollen.«
- »Mit Leuten wie uns kann man's ja machen.«

Ihr Clan hat einmal auf kriminelle Weise Geld gemacht.

Einstiegsklopfsatz:
- »Meine ... haben auf kriminelle Weise Geld gemacht.«

Mögliche emotionale Klopfsätze:
- »Mein Schuldgefühl, weil meine Großeltern auf unehrliche Weise ein Vermögen angehäuft haben.«
- »Meine Scham/Trauer/Wut über die Machenschaften meiner Sippe.«

Stellvertretendes Klopfen:
- »Das Scham- und Schuldgefühl von X, andere Menschen bestohlen zu haben.«
- »... ihnen Gewalt angetan zu haben.«
- »... sie übervorteilt zu haben.«
- »... ihnen ein Unrecht angetan zu haben.«

Mögliche Botschaften:

- »Du kannst nur reich werden, wenn du andere bestiehlst.«
- »Man kann nur auf unehrenhafte Weise reich werden.«
- »Betrüge andere, bevor sie dich betrügen.«

Nachdem Sie nun Ihre unbewussten Verknüpfungen mit der Vergangenheit gelöst haben, sind Sie Ihrem eigenen Potenzial wieder ein enormes Stück nähergekommen. Wenn Sie diesen intensiven Prozess, der möglicherweise Wochen dauert, durchlaufen haben, werden Sie merken, dass sich nicht nur Ihr Verhältnis zum Geld positiv verändert hat, sondern auch das zu den Menschen, insbesondere zu Ihren Familienangehörigen.

Ihre persönliche Finanzbiografie

Nachdem Sie nun bereits Gefühle, Glaubenssätze und die Geldbotschaften aus Ihrer Kindheit mit MET bearbeitet haben, wenden wir uns jetzt Ihrer bisherigen persönlichen Geldgeschichte zu. Wenn Sie auf diesem Gebiet nur positive Erfahrungen gemacht haben, dürfen Sie gern gleich zum nächsten Kapitel übergehen. Viel wahrscheinlicher ist jedoch, dass Sie mit Banken, Anlageberatern, der Börse oder dem Annehmen und Ausgeben von Geld im Allgemeinen schon häufiger einmal Dinge erlebt haben, die bei Ihnen Gefühle wie Ärger, Wut, Hass, Trauer, Resignation, Schuld- und Schamgefühle und/oder Angst hervorgerufen haben. Das heißt, in Bezug auf Ihre Geldkarriere befinden Sie sich emotional im Ungleichgewicht (siehe vorhergehendes Kapitel).

Dieses Ungleichgewicht können Sie natürlich nicht ausgleichen, indem Sie weglaufen, sondern nur, indem Sie sich den Schatten der Vergangenheit stellen und die damit verbundenen emotionalen Belastungen durch das Beklopfen auflösen und somit zu einer Versöhnung mit Ihrer Vergangenheit gelangen.

Zu Beginn unserer Seminare lassen wir die Teilnehmer immer erst einmal Kassensturz machen. Dazu schreiben sie auf, wie viel Geld sie gerade im Portemonnaie haben. Bei den meisten von ihnen, besonders bei den Frauen, sind das höchstens hundert Euro. Wenn wir dann fragen, warum sie nicht mehr Bares bei sich tragen, sind die Begründungen immer dieselben – und sie haben in der Regel mit bestimmten Erfahrungen aus der Vergangenheit zu tun. Die meisten berichten, sie seien schon einmal bestohlen worden oder hätten ihr Portemonnaie verloren. Und jetzt hätten sie Angst, ein solcher Vorfall könne sich wiederholen. Daher würden sie nie mehr Geld einstecken, als unbedingt nötig. Statt also ihre schlechten Erfahrungen und die damit verbundenen Gefühle zu bearbeiten, beschneiden sie sich lieber in ihrer Spontaneität und Bewegungsfreiheit. Das wird dann gern mit Bemerkungen wie »Auf diese Weise gebe ich auch weniger Geld aus« rationalisiert. So aber bleiben die negativen Gefühle wie Wut/Ärger, Trauer und natürlich die Angst, erneut bestohlen zu werden oder noch einmal das Portemonnaie zu verlieren, unbearbeitet. Und an die Stelle der Versöhnung mit gemachten Erfahrungen treten Vermeidung und Verzicht – der Verzicht auf Flexibilität durch die Vermeidung liquider Mittel im Portemonnaie.

Interessant wäre auch die Frage, wie es überhaupt zu der Ausgangserfahrung – dem gestohlenen Geld, der verlorenen Börse – kommen konnte. War das »Zufall«, wie viele sagen? Nein, halten wir dagegen. Vielmehr hat es mit der inneren Programmierung zu tun, mit der Einstellung zum Geld.

Angst spielt in diesem Zusammenhang eine bedeutende Rolle. Wer allzu ängstlich darauf bedacht ist, sein Geld zusammenzuhalten, wird innerlich ständig damit beschäftigt sein, *kein Geld zu verlieren, nicht bestohlen zu werden.* Da das Unterbewusste aber kein *Nein,* kein *Nicht* versteht, vernimmt es nur den Befehl: Geld verlieren! Bestohlen werden! – und gibt sein Bestes, ihn auszuführen. Das gilt nicht nur für die Angst. Alles, worauf wir denkend und fühlend unsere Aufmerksamkeit und damit unsere Energie richten, gerade auch unbewusst, ziehen wir in unser Leben.

Besteht z.B. eine innere Programmierung des Inhalts »Mit mir kann man's ja machen, ich bin eh ein geborener Verlierer«, wird der Betreffende garantiert über kurz oder lang an der Börse Verluste machen oder anderweitig Geld verlieren. Die meisten fühlen sich dann als Opfer und fangen an zu jammern, statt zu begreifen, dass mit solchem »Pech« oder »Unglück« eine immense Wachstumschance einhergeht. Und statt zu *agieren* – sich der Situation zu stellen und sich damit auseinanderzusetzen –, r*eagieren* sie, stecken nur noch ganz wenig Geld ein, sodass sie sich nicht einmal einen spontanen Restaurantbesuch gönnen können, wenn ihnen plötzlich danach ist. Oder Sie agieren aus Angst nicht mehr an der Aktienbörse.

Sobald Sie die inneren Programmierungen sowie die negativen Gefühle in Bezug auf unangenehme Gelderlebnisse aufgelöst haben, sind Sie der Erfüllung Ihres Wunsches nach finanzieller Freiheit schon ein beträchtliches Stück nähergekommen. Und dann stecken Sie vielleicht bald nicht mehr nur einen geringen zweistelligen Betrag ins Portemonnaie, wenn Sie das Haus verlassen, sondern ein Vielfaches. Für reiche Menschen ist das ganz normal.

Auf der Bewusstseinsebene, auf der Sie sich derzeit befinden, wird Ihnen die Vorstellung, jederzeit so viel Bares mit sich herumzutragen, dass Sie auf alle Eventualitäten vorbereitet sind, wahrscheinlich ein gewisses Unbehagen bereiten. Doch wenn Sie mögen, werden wir jetzt so lange mit Ihnen klopfen, bis der Gedanke an ein prall gefülltes Portemonnaie auch für Sie zur wohligen Selbstverständlichkeit geworden ist. Einverstanden? (Siehe auch Kapitel »Zehn Experimente, die Ihre Finanzwelt verändern können«)

Dann lassen Sie uns gleich loslegen und Ihre persönliche Geldkarriere Stück für Stück betrachten und beklopfen.

Erlebnisse und Erfahrungen

Um Ihnen den Einstieg zu erleichtern, haben wir wieder eine Liste negativer Erfahrungen und Erlebnisse zusammengestellt, von denen wir aus unseren Seminaren wissen, dass sie besonders häufig auftreten. Lesen Sie sich die einzelnen Punkte gut durch und notieren Sie sich, welche auf Sie zutreffen.

− Sie haben Ihren Eltern früher einmal heimlich Geld aus dem Portemonnaie entwendet.
− Sie haben Ihre Geschwister/Schulkameraden bestohlen.
− Sie haben Ladendiebstahl begangen.
− Von Ihnen ausgestellte Schecks sind schon öfter geplatzt.
− Jemand hat Ihnen Geld gestohlen.
− Sie haben schon mehr als einmal Ihr Portemonnaie verloren.

- Sie haben durch falsche Anlageberatung Geld verloren.
- Sie haben an der Börse Geld verloren.
- Sie sind enterbt worden.
- Sie sind in Erbstreitigkeiten verwickelt.
- Sie mussten für die Schulden Ihres Ehepartners aufkommen.
- Sie bekamen keine Alimente gezahlt.
- Sie haben sich auf die Unterhaltszahlungen Ihres Ex verlassen, statt selbst Geld zu verdienen.
- Sie mussten hohe Unterhaltszahlungen an Ihre Exfrau leisten.
- Obwohl Sie im Betrieb Ihres/Ihrer Ex voll mitgearbeitet haben, stehen Sie nach der Scheidung vor dem finanziellen Ruin.
- Sie wurden bis weit ins Erwachsenenalter hinein von Ihren Eltern unterstützt.
- Sie haben andere um Geld betrogen.
- Sie sind schon öfter um Geld betrogen worden.

Und so wird geklopft

Wir werden uns jetzt jedes dieser Ereignisse einzeln vornehmen und mögliche emotionale Klopfsätze dazu formulieren. Für Sie persönlich sind natürlich nur die Vorkommnisse auf der Liste von Interesse, die Sie sich zuvor notiert haben. Wenn die Eingangssätze Ihr eigenes Erleben nicht hundertprozentig widerspiegeln, passen Sie die Formulierungen bitte Ihrem Bedarf entsprechend an oder bilden Sie

Ihre eigenen. Und denken Sie immer daran, dass der emotionale Klopfsatz Ihr *aktuelles* Gefühl zu dem betreffenden Ereignis ausdrücken muss. Dabei werden häufig Scham- und Schuldgefühle im Vordergrund stehen, die sich in Wendungen, wie z.B. »Mir ist das peinlich/unangenehm« oder »Ich habe ein schlechtes Gewissen«, niederschlagen. Achten Sie durch Überprüfen auf der Skala von null bis zehn darauf, dass Sie diese Gefühle und damit auch die niedrigen Bewusstseinsebenen, die sie repräsentieren, immer komplett auflösen.

Wir beginnen stets mit dem Einstiegsklopfsatz und bieten Ihnen dann beispielhaft verschiedene mögliche Klopfsätze an. Sollten einige Umstände noch bis in die Gegenwart andauern, so klopfen Sie natürlich die Gegenwartsform (z.B. »Mein Ärger, dass ich immer noch Unterhalt zahlen muss.«).

Sie haben Ihren Eltern heimlich Geld entwendet.

Einstiegsklopfsatz:
- »Ich habe meinen Eltern heimlich Geld entwendet.«
- oder »Ich habe meinen Eltern Geld geklaut.«
- oder »Ich habe meine Eltern bestohlen.«

Mögliche emotionale Klopfsätze:
- »Meine (tiefe) Scham/mein Schuldgefühl/mein schlechtes Gewissen, dass ich das gemacht habe.«
- »Meine Trauer, dass ich meinen Eltern das angetan habe.«

- »Mein Ärger/meine Wut auf mich, dass ich das gemacht habe.«
- »Die sind selbst schuld!«
- »Mein Ärger auf meine Eltern, weil …«

Anmerkung: Wenn Sie keine Gefühle empfinden, stellen Sie sich einfach vor, dass Sie es Ihren Eltern beichten. Spüren Sie, welche Gefühle diese Vorstellung hervorruft, und bilden Sie daraus Ihren Klopfsatz/Ihre Klopfsätze. Entsprechendes gilt für alle Themen, zu denen Sie keine Gefühle haben.

Sie haben Ihre Geschwister/Schulkameraden bestohlen.

Einstiegsklopfsatz:
- »Ich habe XY bestohlen.« Oder »Ich habe XY Geld geklaut.«

Mögliche emotionale Klopfsätze:
- »Meine (tiefe) Scham/mein Schuldgefühl, dass ich XY bestohlen habe.«
- »Mein schlechtes Gewissen (oder: Ich habe ein schlechtes Gewissen), dass ich XY Geld geklaut habe.«
- »Meine Trauer, dass ich das getan habe.«
- »Mein Ärger/meine Wut auf mich, dass ich XY beklaut habe.«

Sie haben Ladendiebstahl begangen.

Einstiegsklopfsatz:
☺ »Ich habe im/bei ... geklaut.«

Mögliche emotionale Klopfsätze:
☺ »Meine (tiefe) Scham/mein Schuldgefühl, dass ich im/bei ... geklaut habe.«
☺ »Mein schlechtes Gewissen, dass ich im/bei ... geklaut habe.«
☺ »Meine Scham, dass ich das nötig gehabt habe.«

Wenn Sie erwischt wurden, können folgende Klopfsätze für Sie wichtig sein:
☺ »Meine Scham/Es war mir so peinlich/, dass ich erwischt wurde.«
☺ »Ich habe mich so vor meinen Eltern geschämt!«

Von Ihnen ausgestellte Schecks sind öfter geplatzt.

Einstiegsklopfsatz:
☺ »Von mir ausgestellte Schecks sind öfter geplatzt.«

Mögliche emotionale Klopfsätze:
☺ »Meine Scham/meine Schuldgefühle, dass von mir ausgestellte Schecks öfter geplatzt sind.«
☺ »Mein Ärger auf mich, dass ich ungedeckte Schecks ausgestellt habe.«

Ihnen wurde Geld gestohlen.

Einstiegsklopfsatz:
- »Mir wurde Geld gestohlen.«

Mögliche emotionale Klopfsätze:
- »Mein Ärger/meine Wut auf mich, dass mir das passiert ist.«
- »Mein Ärger/meine Wut auf die, die mich bestohlen haben.«
- »Mein Hass, dass die mir das angetan haben.«
- »Meine Trauer, dass immer ich bestohlen wurde.«
- »Meine Scham, dass mir das passiert ist.«

Sie haben schon öfter Ihr Portemonnaie verloren.

Einstiegsklopfsatz:
- »Ich habe (schon öfter) mein Portemonnaie verloren.«

Mögliche emotionale Klopfsätze:
- »Mein Ärger/meine Wut auf mich, dass mir das passiert ist.«
- »Mein Ärger/meine Wut auf mich, dass ich so schusselig bin.«
- »Meine Scham meinem Partner gegenüber, dass mir das passiert ist.«

Man hat Sie um Geld betrogen.

Einstiegsklopfsatz:
- »Ich bin um Geld betrogen worden.«

Mögliche emotionale Klopfsätze:
- »Mein Ärger/meine Wut auf XY, dass er/sie mich betrogen hat.«
- »Mein Hass, dass die mir das angetan haben.«
- »Meine Trauer, dass ich so viel Geld verloren habe.«
- »Meine Scham, dass ich darauf reingefallen bin.«

Sie haben durch falsche Anlageberatung Geld verloren.

Einstiegsklopfsatz:
- »Ich habe (viel) Geld durch falsche Anlageberatung verloren.«

Mögliche emotionale Klopfsätze:
- »Mein Ärger/meine Wut/mein Hass auf den Anlageberater/die Bank, dass sie mich so schlecht beraten haben.«
- »Mein Ärger auf mich, dass ich mich darauf verlassen habe.«
- »Meine Trauer/mein Ärger/meine Verzweiflung, dass ich so viel Geld verloren habe.«
- »Meine Scham, dass ich darauf reingefallen bin.«
- »Meine Ohnmacht, dass ich nichts machen kann.«
- »Mein Angst, dass ich wieder (viel) Geld verliere.«

Sie haben an der Börse Geld verloren.

Einstiegsklopfsatz:
- »Ich habe (viel) Geld an der Börse verloren.«

Mögliche emotionale Klopfsätze:
- »Mein Ärger/meine Wut/mein Hass auf die Börse, dass ich so viel Geld verloren habe.«
- »Mein Ärger auf mich, dass ich mich verspekuliert habe.«
- »Meine Trauer/mein Ärger/meine Verzweiflung, dass ich so viel Geld verloren habe.«
- »Meine Scham, dass ich so viel verloren habe.«
- »Meine Ohnmacht, nichts machen zu können.«
- »Mein Angst, dass ich wieder (viel) Geld verliere.«
- »Meine Schuldgefühle meiner Familie gegenüber, dass ich so viel Geld vernichtet/versemmelt habe.«

Sie sind enterbt worden.

Einstiegsklopfsatz:
- »Ich bin enterbt worden.«

Mögliche emotionale Klopfsätze:
- »Mein Ärger/meine Wut/mein Hass auf meine Eltern, dass sie mich enterbt haben.«
- »Mein Ärger auf mich, dass mein Verhalten dazu geführt hat, dass ich enterbt wurde.«
- »Meine Trauer, dass meine Eltern mich enterbt haben.«

Sie sind in Erbstreitigkeiten verwickelt.

Einstiegsklopfsatz:
- »Meine Erbstreitigkeiten mit ....«

Mögliche emotionale Klopfsätze:
- »Mein Ärger/meine Wut/mein Hass auf meine Ge-schwister, dass ich um meinen Erbteil betrogen/so abge-zockt wurde.«
- »Mein Ärger auf mich, dass ich mir das habe gefallen las-sen.«
- »Mein Ärger auf meine Eltern, dass sie so ein Testament hinterlassen haben.«
- »Meine Trauer, dass meine Geschwister mich so behan-delt haben.«

Sie mussten/müssen für die Schulden Ihres Partners auf-kommen.

Einstiegsklopfsatz:
- »Ich muss/musste für die Schulden meines Partners/meiner Partnerin aufkommen.«

Mögliche emotionale Klopfsätze:
- »Mein Ärger/meine Wut/mein Hass auf meinen Part-ner/meine Partnerin, dass ich für sein/ihr Fehlverhalten geradestehen muss/musste.«
- »Mein Ärger auf mich/meine Trauer, dass ich mich da-rauf eingelassen habe/dass mir das passiert ist.«

Sie haben keine Alimente gezahlt bekommen.

Einstiegsklopfsatz:
- »Ich habe von XY keine Alimente gezahlt bekommen.«

Mögliche emotionale Klopfsätze:
- »Mein Ärger/meine Wut/mein Hass auf XY, dass er mir keinen Unterhalt gezahlt hat/dass er sich vor den Alimenten gedrückt hat/dass er sich seiner finanziellen Verantwortung entzogen hat.«
- »Meine Verachtung für XY, dass er sich so aus der Verantwortung gestohlen hat.«
- »Mein Ärger auf mich, dass ich nicht um die Alimente gekämpft habe.«

Sie bekamen Unterhalt von Ihrem Ex, obwohl Sie selber hätten arbeiten können.
Rechtlich mag das vollkommen in Ordnung gewesen sein. Jedoch haben Sie sich selbst in Ihrer Tatkraft beschnitten und kein eigenes Geld verdient, um sich (vielleicht aus Rache?) von Ihrem/Ihrer Ex aushalten zu lassen. Vor Ihrem Höheren Selbst haben Sie damit nicht nur den anderen betrogen, sondern letztlich auch sich selbst.

Einstiegsklopfsatz:
- »Ich habe mir von XY Unterhalt zahlen lassen, obwohl ich hätte arbeiten gehen können.«

Mögliche emotionale Klopfsätze:

◉ »Mein Ärger auf mich/meine Scham, dass ich so unfair war.«

◉ »Mein Schuldgefühl, dass ich das gemacht habe.«

◉ »Mein Schuldgefühl, dass ich mich damit rächen wollte.«

Sie müssen/mussten hohe Unterhaltszahlungen leisten.

Einstiegsklopfsatz:

◉ »Ich muss/musste so hohen Unterhalt an XY zahlen.«

Mögliche emotionale Klopfsätze:

◉ »Mein Ärger/meine Wut/mein Hass auf XY, dass er/sie mich so abgezockt hat.«

◉ »Meine Verachtung für XY, dass er/sie nicht für sich selbst gesorgt hat.«

◉ »Mein Ärger auf den Staat über diese Ungerechtigkeit.«

◉ »Meine Angst, dass ich noch einmal so über den Tisch gezogen werde.«

Obwohl Sie im Betrieb Ihres/Ihrer Ex voll mitgearbeitet haben, standen Sie nach der Scheidung vor dem Nichts.

Einstiegsklopfsatz:

◉ »Ich stand vor dem Nichts, obwohl ich voll mitgearbeitet habe.«

Mögliche emotionale Klopfsätze:
- »Mein Ärger/meine Wut/mein Hass auf XY, dass er/sie mich so abgezockt hat.«
- »Meine Verachtung für XY, dass er/sie mich so ausgenutzt hat.«
- »Mein Ärger auf mich, dass ich mir das habe gefallen lassen.«
- »Meine Trauer, dass XY mich so behandelt hat.«
- »Meine Angst, dass mir so etwas noch einmal passiert.«

Sie wurden bis weit ins Erwachsenenalter hinein von Ihren Eltern unterstützt.

Einstiegsklopfsatz:
- »Ich wurde bis weit ins Erwachsenenalter hinein von meinen Eltern unterstützt.«

Mögliche emotionale Klopfsätze:
- »Mein schlechtes Gewissen/meine Scham, dass ich meinen Eltern so lange auf der Tasche gelegen/sie so lange ausgenutzt habe.«
- »Meine Verachtung für mich, dass ich nicht früher die Verantwortung für mich übernommen habe.«
- »Mein Ärger auf mich, dass ich mich in meiner Kraft so beschnitten habe.«

Sie haben andere um Geld betrogen.

Einstiegsklopfsatz:

◎ »Ich habe andere Menschen/Institutionen (Arbeitsamt, Finanzamt,Versicherungen etc.) betrogen.«

Mögliche emotionale Klopfsätze:

◎ »Meine Scham/mein schlechtes Gewissen/meine Verachtung für mich/mein Ärger auf mich, dass ich andere betrogen habe.«

Nachdem Sie IhreVergangenheit so gründlich und ehrlich aufgearbeitet haben, wird Ihnen jetzt sicherlich leichter ums Herz sein und Sie werden friedvoll auf Ihr früheres Geld- und Finanzverhalten zurückblicken können. Für die Zukunft dürfen wir Ihnen versprechen, dass sich dieseVersöhnungsarbeit nicht nur im Hinblick aufs liebe Geld positiv auswirken wird, sondern auch auf die Beziehungen zu Ihren Mitmenschen.

Opferprogramme und Selbstverantwortung

Wenn es darum geht, Dinge, die einem im Leben passieren, zu erklären und zu verstehen, neigen viele Menschen dazu, ausschließlich nach dem »Warum« zu fragen: »Warum ist gerade mir das passiert?«, »Warum stößt ausgerechnet mir so etwas immer wieder zu?«, »Warum bloß laufen mir ständig die Männer/Frauen weg?«, »Warum werde ich gemobbt?«, »Warum habe ich keinen Erfolg?«, »Warum bin ich entlassen worden?« Derartige Warum-Fragen zielen im Kern nur auf eines ab: darauf, die Verantwortung für Ereignisse im Leben auf andere (bzw. irgendwelche anonyme »Umstände«) abzuschieben. *Alle anderen sind schuld, nur ich nicht.* Diese Haltung nennt man auch Opferprogrammierung. Was auch geschieht, Menschen, die sich auf »Opfer« programmiert haben, waschen ihre Hände in Unschuld. Ihrem Empfinden nach *erleiden* sie *Schicksalsschläge,* ihnen *stoßen* die Dinge *zu,* sie *widerfahren* ihnen. Opfer weisen jede Verantwortung von sich; sie werden gelebt, sie über-leben. Sie erleiden ihr Leben, statt es zu meistern, wie es diejenigen tun, die wissen, dass sie und nur sie Ursprung ihrer Lebenswirklichkeit sind und dass alle Ereignisse, die sich darin abspielen, von ihnen selbst hervorgerufen werden. Solche Menschen aber halten sich nicht mit Warum-Fragen auf. Sie fragen lieber nach dem *Wie.*

In der Tat: Eine bedeutende Etappe des Weges vom passiven Erleiden hin zum selbstbewussten Meistern des Lebens besteht in der Veränderung der Fragen, die man sich stellt. Statt also zu grübeln: »Warum ist das so gekommen?«, sollten Sie sich besser fragen: »Wie mache ich es, dass das und das in meinem Leben passiert?« Konkret: »Wie habe ich es angestellt, dass ich entlassen werde?«, »Wie ist es mir gelungen, dass meine Frau/mein Mann mich verlassen hat?«, »Wie habe ich es hingekriegt, dass ich gemobbt werde?«, »Wie verhindere ich es, erfolgreich zu sein?«

Eine kleine Übung mit großer Wirkung

Damit Sie ein Gefühl für den Unterschied zwischen »Warum?« und »Wie?« bekommen, stellen Sie sich doch einmal die Frage »Warum bin ich noch nicht reich/noch kein Millionär?«.

Nehmen Sie sich ein wenig Zeit und schreiben Sie alles auf, was Ihnen einfällt. Schauen Sie dann, welche »Erklärungen« Sie gefunden haben. Bestimmt sind Antworten dabei, die stark nach Rechtfertigung, nach Ausflüchten und Ausreden klingen. Nach »Gründen« also, die außerhalb Ihrer Person liegen. Sie werden vielleicht auf Antworten stoßen, wie »Dafür habe ich nicht die Berufsausbildung« oder »Die Wirtschaftslage ist so schlecht« oder »Ich weiß gar nicht, wie das geht«.

Stellen Sie sich danach bitte die Frage: *»Wie habe ich es bislang verhindert, reich zu sein/Millionär zu sein?«*

Jetzt fallen Ihnen so schnell keine Antworten ein? Sie fühlen sich unwohl bei dieser Frage oder verstehen sie gar nicht?

Wenn Sie verunsichert sind oder diese Frage nicht verstehen, sollten Sie jetzt gleich die Gelegenheit wahrnehmen, diese Gefühle zu beklopfen:

- ☻ »Meine Verunsicherung.«
- ☻ »Meine Irritation über diese Frage.«
- ☻ »Ich verstehe die Frage nicht.«

Sobald Sie sich in einen emotional neutralen Zustand zurückgeklopft haben, legen Sie sich die Frage noch einmal vor:

»Wie habe ich es bislang verhindert, reich/Millionär zu sein?«

Notieren Sie sich alle Antworten, die Ihnen in den Sinn kommen, beginnend mit dem Satz »Ich habe es dadurch verhindert, reich zu sein, dass ich … getan/vermieden habe.«

Dazu fällt Ihnen kaum etwas ein? Nun, Leute, die ihr Leben in der Hand haben, stellen sich solche Fragen – und an diese Haltung müssen Sie sich eventuell erst gewöhnen. Bleiben Sie dabei. Und achten Sie darauf, dass Sie nicht ins »Warum« zurückfallen.

Denn der vermeintlich kleine Unterschied zwischen dem »Warum« und dem »Wie« ist von erheblicher, gar nicht zu überschätzender Tragweite. Er markiert die Trennungslinie zwischen passivem Erleiden und aktivem Tun. Zwischen Opferprogrammierung und Selbstverantwortung im

Leben. Antworten auf diese Wie-Fragen könnten sein: »Ich habe es dadurch verhindert, reich zu sein, dass ich mich nicht fortbilde« oder »Ich habe es dadurch verhindert, reich zu sein, dass ich negative Glaubenssätze über Geld habe« oder »Ich habe es dadurch verhindert, reich zu sein, dass ich vermieden habe, mich mit diesem Thema auseinanderzusetzen«.

Um den Unterschied zwischen Warum- und Wie-Fragen zu verdeutlichen, denken wir z.B. an solche Leute, die grundsätzlich zu Verabredungen, Terminen, zur Arbeit etc. zu spät kommen. Wenn sie nach dem Warum ihrer Unpünktlichkeit gefragt werden, antworten Sie beispielsweise: »Die Bahn war zu spät«, »Alle Ampeln waren auf Rot«, »Es gab einen Unfall«, »Der Wecker hat nicht geklingelt« oder gar ein kokettes »Mit der Pünktlichkeit hab ich's eben nicht so«. Wenn Sie aber fragen: »Wie hast du das eigentlich hingekriegt, dass du zu spät kommst?«, werden Sie erstaunte Blicke ernten. Höchste Verwunderung. *Was soll das denn?*

Ehrliche Antworten auf die Wie-Frage sind unbequem und rütteln am Status quo. Lauten könnten sie etwa: »Ich hatte einfach keine Lust aufzustehen«, »Mir hängt der Job sowieso zum Hals raus«, »Eigentlich wäre ich am liebsten gar nicht gekommen«, »Ich kann dich sowieso nicht leiden«, »Ihr könnt ruhig mal sehen, dass ihr ohne mich aufgeschmissen seid« oder »Ich wollte auch mal im Mittelpunkt stehen«. Mit derartigen Antworten übernehmen Sie für Ihr Handeln die Verantwortung.

Erkennen und Auflösen von Opferprogrammen

Zugegeben, bequem ist es nicht, immer die Verantwortung zu übernehmen. Denn wer weiß, dass er sich die Suppe selbst eingebrockt hat, ist sich zugleich der Tatsache bewusst, dass er sie auch auslöffeln muss. Und die meisten Menschen fühlen sich nun einmal viel wohler dabei, die Verantwortung abzuschieben, sie nach außen zu verlagern und ihre Komfortzone nicht zu verlassen. Schuld sind immer die anderen. Das ist das Hauptthema von Menschen, die einer Opferprogrammierung folgen. »Ich nicht, ich kann da nichts für. Das war Zufall.« Das ist das allgemeine Motto.

Um es deutlich zu sagen: Es ist nichts Schlechtes daran, in der Komfortzone zu verbleiben und Opfer zu sein – ebenso wenig ist es »gut« oder »besser«, sich als Täter zu empfinden. Der einzige Unterschied besteht in den Konsequenzen, die sich aus der jeweiligen Lebens-Haltung ergeben. Darüber müssen Sie sich im Klaren sein. Wenn Sie reich sein bzw. werden wollen, geht das nur, wenn Sie Ihre Opferprogramme auf der Festplatte Ihres Unterbewusstseins auflösen. Dies geschieht in folgenden fünf Schritten:

1. Erkennen, dass eine Opferprogrammierung vorliegt.
2. Erkennen der Konsequenzen für das bisherige Leben.
3. Ehrliche Beantwortung der Frage: »Will ich diese Konsequenzen weiterhin tragen?«
4. Wenn nein: mithilfe von MET die Auflösung aller Ängste und anderen Emotionen, die der vollständigen Über-

nahme der Verantwortung für das eigene Leben entgegen-
stehen.

5. Auflösen des Opferprogramms.

Die folgenden Ausführungen werden bei Ihnen möglicherweise Protest auslösen. Und das ist gut so, denn es bedeutet,
dass sich Ihr Opferprogramm meldet, weil es sich erkannt
und bedroht fühlt. Freuen Sie sich – das ist der erste Schritt
zur Befreiung.

Die Welt ist voller Opfer. Damit sind Sie nun wirklich
nicht allein. Das Opferprogramm ist das mächtigste und
tiefste überhaupt. Als Garant für Misserfolg stellt es geradezu die Basis der heutigen Gesellschaft dar.

Auch wir haben uns diesem Programm früher einmal
genüsslich hingegeben. Bis wir nach und nach zu der Erkenntnis kamen, dass es zwar außerordentlich weitverbrei-
tet, keinesfalls aber sinnvoll und tauglich ist. So haben wir
angefangen, es aufzulösen. Schritt für Schritt.

Da das Programm »Opfer« aber in sehr unterschiedli-
chen Versionen und Ausprägungen auftritt, möchten wir
Ihnen anhand von Beispielen zunächst zeigen, an welchen
Merkmalen Sie es erkennen können:

– Sie tun sich selbst leid.

– Sie beschäftigen sich intensiv mit der Vergangenheit,
Ihrer persönlichen »Leidensgeschichte«.

– Statt auf Ihre Erfolge stolz zu sein, gehen Sie lieber mit
Ihren Misserfolgen hausieren.

– Sie haben das Gefühl, in Ihrem Leben komme es ständig
zu Katastrophen.

– Sie wollen bemitleidet werden.

- Sie jammern über Ihr ach so schweres Leben.
- Sie beklagen sich über die Ungerechtigkeit der Welt und die Ihrer Zeitgenossen.
- Sie sind immer auf der Suche nach Rechtfertigungen.
- Sie werden gemobbt.
- Sie erleiden (!) Unfälle, kleine und große, an denen Sie unschuldig sind.
- Sie fühlen sich hilflos, ausgeliefert.
- Sie fühlen sich wertlos und unwichtig.
- Sie glauben, dass sie etwas (Gutes) nicht verdient haben.
- Sie sind neidisch und missgünstig.
- Sie finden keinen Job/keine Lehrstelle.
- Sie sind ständig krank und beim Arzt.
- Sie werden von Ihren Partner(inne)n immer verlassen.
- Sie erzählen Ihren Eltern immer wieder von Ihren Fehlschlägen.
- Sie möchten von Ihren Eltern hören, dass sie in Ihrer Erziehung Fehler gemacht haben.
- Immer wieder wollen Sie von Ihren Eltern hören, dass sie Sie lieben, so wie Sie sind, und dass sie stolz auf Sie sind.
- Sie können nichts annehmen, weil das ein Erfolg wäre und dem Opferprogramm zuwiderlaufen würde. (Das Einzige, was Opfer annehmen können, sind Leiden und Almosen.)
- Sie sind in Selbsthilfegruppen, in denen sich die Opfer gegenseitig in ihrer Opferhaltung bestätigen.
- Sie stehen sich selbst im Weg und sind ein Meister der Selbstsabotage.

– Sie fühlen sich als Opfer der Regierung, der Parteien, der Banken, der Börsenmanager, die Ihnen das Geld wegnehmen, kurz: als Opfer von *denen da oben.*

– Sie betrügen das Arbeitsamt, Finanzamt oder Versicherungen.

– Sie denken, es sei nicht genug für alle da und Sie hätten sowieso zu wenig abgekriegt.

– Sie wollen ständig gelobt werden.

– Sie mögen keine Veränderungen.

– Sie haben viel Angst.

– Sie sind immer »gegen« etwas, engagieren sich aber nicht *für* eine Sache. Sollen doch die anderen ... (Stopp den Hass! Gib Aids keine Chance! Nein zu ...!)

– Die Bank hat Sie mit falschen Anlagetipps übers Ohr gehauen.

– Sie sind auf einen Versicherungsmakler »reingefallen«, von dem Sie sich Policen haben aufschwatzen lassen.

– Sie fordern immer mehr Schutzprogramme – für wen und was auch immer.

– Sie fühlen sich zu vielen Dingen gezwungen.

– Sie haben das Gefühl, sie müssten ganz viel arbeiten, um leben zu können.

Unsere Gesellschaft ist ein einziges Opferproduktions- und -auffangsystem, in dem so gut wie nie danach gefragt wird, was der Einzelne zu den Umständen beigetragen hat, in denen er sich befindet.

Zugegeben: Eigenverantwortlichkeit wird weder im Kindergarten noch in der Schule ausreichend und konsequent gelehrt; eher schon, Verantwortung auszulagern und abzuschieben. Das lernen wir schon im Kindesalter von unseren Eltern, Lehrern und Politikern. Unser gesamtes Sozialsystem inklusive Krankenversicherung beruht auf dem Opferprogramm (»Was habe ich denn mit meiner Krankheit zu schaffen? Daran sind doch die Viren, die Bakterien, der Unfallgegner schuld.«) Arbeitslose sind Opfer der Wirtschaftslage, weil sie darauf programmiert sind, dass Arbeit von außen kommt und nichts mit der eigenen Initiative zu tun hat. Betrachten Sie einmal die Talkshows und anderen Fernsehformate, in denen den Opfern Gelegenheit gegeben wird, sich in ihrem Leid zu ergehen und zu berichten, wie übel ihnen mitgespielt wurde. Wie anders würden diese Sendungen aussehen, wenn mal ein/e Moderator/in fragen würde: »Wie haben Sie das denn hingekriegt, dass Sie nun innerhalb von drei Jahren schon fünfmal gekündigt wurden?«

Und allenthalben ertönt lautstark der Ruf nach staatlicher Hilfe. Das gilt besonders in Krisenzeiten. Und alle machen mit. Alle haben Mitleid mit den Opfern – und sei es auch nur, um eines Tages selbst einmal bedauert zu werden. Irgendwann will schließlich jeder mal drankommen. Also wird schon mal fleißig vorsorglich bemitleidet: die Langzeitarbeitslosen, die Sozialhilfeempfänger, der Nachbar, der an der Börse hohe Verluste erlitten (!) hat.

Wenn das Opferprogramm die Regie führt, stehen Dramen auf dem Spielplan. Irrungen, Wirrungen, Tragödien. Schließlich setzt ein Opfer alles in Bewegung, um Probleme zu erschaffen, und das nicht ohne Grund, es muss ja als Verlierer dastehen können, sonst käme es mit sich selbst in Zwiespalt und damit in arge Bedrängnis.

Denn Opfern geht es ja gar nicht darum, erfolgreich zu sein. Sie wollen nur Bestätigung: *Seht ihr, wie übel die mir mitgespielt haben und wie ich jetzt leiden muss!* Daran, ihr Leben aktiv und zielgerichtet zu gestalten, ihre eigene Erfolgsgeschichte zu schreiben, haben sie kein Interesse. Deshalb tun sie alles, um Opfer bleiben zu können und es ihren Eltern (oder wem auch sonst) mal so richtig zu zeigen: *Ihr seid schuld, dass es mir so schlecht geht.*

Sie jedoch, der Sie dieses Buch bis hierher gelesen und durchgearbeitet haben, haben längst beschlossen, der Rolle des Opferlamms ein für alle Mal zu entsagen. Seien Sie sich aber darüber im Klaren, dass dies eine grundsätzliche Entscheidung ist. Jetzt gibt es kein Zurück mehr. Oder kommen Ihnen jetzt doch Zweifel?

Dann prüfen Sie, welche Gefühle oder Gedanken es sind, die Sie davon abhalten könnten, diesen Schritt zu gehen.

Als Klopfsätze bieten sich z.B. an:

◉ »Meine Angst, diesen Schritt zu gehen.«
◉ »Meine Angst vor den Konsequenzen, die das für mein Leben hat.«
◉ »Meine Angst, was dann in meinem Leben passiert.«
◉ »Meine Angst davor, meine Komfortzone zu verlassen.«
◉ »Meine Angst, dann ganz alleine dazustehen.«
◉ »Das schaffe ich nie!«
◉ »Meine Resignation als Opfer.«
◉ »Meine Angst, wirklich die volle Verantwortung für mein Leben zu übernehmen.«

- »Meine Zweifel/mein Unglaube, dass das funktioniert/möglich ist.«
- »Meine Empörung darüber, ein Opfer zu sein.«

Und wie immer gilt auch hier: Wenn Ihnen noch andere Gefühle bewusst werden, bilden Sie bitte Ihre eigenen Klopfsätze.

Zum Auflösen Ihrer Opferprogrammierung klopfen Sie danach die entsprechenden Sätze, bis sie Ihnen so absurd vorkommen und Sie selbst darüber lachen müssen. Dabei kann es sein, dass das eine oder andere Tränchen fließt. Lassen Sie das ruhig zu, es ist das letzte Gefecht des Opferprogramms, das Sie so lange gelebt haben. Klopfen Sie weiter, bis die Sätze keine Gültigkeit mehr haben.

Mögliche Formulierungen können sein:
- »Ich bin ein armes Opfer.«
- »Ich bin so gerne Opfer.«
- »Ich leide/jammere so gern!«
- »Ich tue mir selber so leid.«
- »Ich bin so hilflos!«
- »Ich will bedauert werden.«
- »Ich bin ein Opfer der Umstände/des Schicksals/meiner Eltern.«
- »Ich bin Opfer der schlechten Erziehung meiner Eltern.«
- »Ich fühle mich nicht ernst genommen.«
- »Ich bin doch wirklich arm dran!«
- »Das war nur Zufall!«

Auch dieses Kapitel wird Sie möglicherweise längere Zeit begleiten, da gerade die Auflösung dieser Programmierung mit einem tiefen Bewusstseinswandel einhergeht. Möglicherweise wird Ihr Opferprogramm sich auch immer mal wieder melden. Bleiben Sie dran und lassen Sie sich nicht einlullen. Sie haben möglicherweise Jahre gebraucht, dieses Opferprogramm zu kreieren. Da dürfen Sie gerne ein paar Wochen oder Monate benötigen, um diese Programme aufzulösen.

Vorsicht, Falle – Schulden, Geiz, Lotto & Co.

In diesem Kapitel möchten wir Sie einladen, einen neugierigen Blick auf Ihr gegenwärtiges Finanzverhalten zu werfen. In einzelnen Abschnitten werden wir auf typische Ausdrucksformen weitverbreiteter Strategien des Vermeidens, Abwartens, Hoffens und Bangens in puncto Geld eingehen und uns auch damit befassen, wie eng solche Haltungen mit dem Verhältnis zur Welt im Allgemeinen und den Mitmenschen im Besonderen verknüpft sind. Schauen Sie sich die Überschriften an und prüfen Sie, ob die eine oder andere von Ihren persönlichen Gepflogenheiten spricht. In diesem Fall lesen Sie sich den Abschnitt durch – und klopfen.

Sie nehmen regelmäßig an Lotteriespielen teil?

Lottospieler sind wie Säuglinge, sie möchten mit ganz wenig Einsatz ganz viel erreichen. Dabei weiß doch eigentlich jeder, dass die Chance, den Jackpot zu knacken, denkbar gering ist (sie liegt bei etwa eins zu einhundertvierzig Millionen). Andererseits, ein paar Glückliche gibt es immer mal wieder … Das macht wohl den Reiz aus.

Lottospieler tun nicht viel, sie zahlen zweimal die Woche ein paar Euro – und dann warten sie. Warten darauf, dass auch ihnen das Schicksal einmal hold ist. Doch im Grunde haben sie längst resigniert, längst akzeptiert, dass sie es wohl nie zu Reichtum und Wohlstand bringen werden.

Millionäre kommen (von Ausnahmen abgesehen) dadurch zu Geld, dass sie eine Idee haben und hart dafür arbeiten, sie in die Wirklichkeit umzusetzen. Und deshalb sollten Sie sich recht bald mit dem Gedanken vertraut machen, dass sich aller Wahrscheinlichkeit nach auch bei Ihnen der wahre Geldsegen erst einstellt, wenn Sie etwas erschaffen, was für andere wertvoll ist, und Ihre Energie sowie viel Zeit und Engagement darauf verwenden.

Wenn Sie unbedingt mit Glücksspielen Millionär werden wollen, könnten Sie z.B. selbst ein Spiel erfinden. Es gab einmal einen klugen Menschen, der vor ca. 20 Jahren in mehreren Zeitungen Kleinanzeigen aufgab, in denen er ankündigte, die schwerste Kartoffel, die ihm geschickt würde, mit einer hohen Geldprämie zu belohnen. Daraufhin bekam er zigtausend einzelne Kartoffeln zugeschickt, die sich schließlich zu einem tonnenschweren Knollenberg häuften. Der Mann verkaufte die Kartoffeln – und begründete damit ein Vermögen, das es ihm locker ermöglichte, das schwerste Exemplar zu prämieren.

Oder denken Sie an jene verzweifelte Hausbesitzerin, der es partout nicht gelang, ihre Immobilie zu dem von ihr verlangten Preis (eine halbe Million Euro) loszuwerden. Schließlich kam sie auf die geniale Idee, ihr Haus im Internet zu verlosen. Der Losverkauf brachte ihr insgesamt neunhunderttausend Euro ein!

Also, was wirklich reich macht, sind Ideen und keine Lottoeinsätze. Vom Leben belohnt werden Kreativität und Genialität. Mit anderen Worten: Wenn Sie wirklich reich werden wollen, müssen Sie anderen Menschen etwas geben. Wenn Sie auch in Bezug auf dieses Thema wachsen und reifen wollen, können Sie folgende Sätze klopfen:

- »Mein Glaube, dass Geld durch Glücksspiel zu mir kommt, ohne dass ich etwas dafür tue.«
- »Ich möchte mit möglichst wenig Aufwand ganz viel Geld bekommen.«
- »Ich möchte für meinen Reichtum nichts tun müssen.«
- »Andere sollen mich zum Millionär machen.«
- »Meine Hoffnung, mal ganz groß rauszukommen.«
- »Meine Resignation, dass ich es jemals aus eigener Kraft schaffe, reich zu werden.«

Wenn Ihnen noch andere Klopfthemen einfallen, dann fühlen Sie sich frei, diese ebenfalls durchzuarbeiten.

Sie verlieren öfter Geld oder werden beklaut?

Sie lassen ständig Ihr Portemonnaie irgendwo liegen? Ihnen fällt häufiger Geld aus der Hosentasche? Wiederholt wird Ihnen die Börse oder die EC- bzw. Kreditkarte gestohlen? Bei Ihnen zu Hause kommt es immer mal wieder zu Einbrüchen? Ein gängiger Kommentar zu derartigen Ereignissen ist: »Da kann doch ich nichts für!«

Stimmt nicht. Nach dem Gesetz der Anziehung (Gleiches zieht Gleiches an) können Sie sehr wohl etwas dafür. Zwar nicht absichtlich, aber doch unbewusst – und damit umso wirksamer. Wer sich als Opfer fühlt, *wird zum* Opfer.

Es sind Ihre inneren Programmierungen, die bewirken, dass im Außen alles geschieht, wovon Sie überzeugt sind und woran Sie glauben. Die Frage ist nur: Wie schaffen Sie es, Ihre Energien so einzusetzen, dass Sie Geld immer wieder abstoßen? Unbewusst legen Sie sich selbst gegenüber vermutlich eine Haltung an den Tag, die sich mit den folgenden Klopfsätzen beschreiben lässt:

◎ »Geld ist mir nicht wichtig.«
◎ »Ich habe es nicht verdient, dass das Geld bei mir bleibt.«
◎ »Geben ist seliger denn Nehmen.«

Darüber hinaus sollten Sie natürlich auch Ihre Emotionen in Bezug auf diese Vorfälle beklopfen.

Hierzu einige Vorschläge:
◎ »Mein Ärger/meine Wut darauf, dass ich ständig Geld verliere/bestohlen werde/dass immer bei mir eingebrochen wird.«
◎ »Mein Selbstvorwürfe, dass ich nicht genügend aufpasse.«
◎ »Meine Trauer/mein Ärger, dass immer mir das passiert.«
◎ »Meine Angst, dass mir das wieder passiert.«
◎ »Meine Angst vor Dieben/Einbrechern.«
◎ »Wie kann ich nur so blöd sein!«

Sind Sie ein Geizhals?

Der Ausdruck Geiz (mittelhochdeutsch *gîte* = Gier, Habgier) bezeichnet eine zwanghafte oder übertriebene Sparsamkeit und damit verbunden den Unwillen, Güter zu teilen. Geizhälse sind aber nicht nur in Bezug auf Geld geizig, sondern auch im Hinblick auf ihre Gefühle, somit haben sie auch nur sehr gebremste bis gar keine herzlichen Beziehungen zu anderen Menschen.

Der Geizige gönnt sich auch selber nichts. Er hat wenig Selbstachtung und ist meilenweit davon entfernt, ein lustvolles Leben in Fülle zu führen. Der Geizige will nichts hergeben und ist ängstlich darauf bedacht, alles, was er einmal bekommen oder erworben hat, bei sich zu behalten. Er befindet sich also, nicht nur in Bezug auf Geld, im Zustand chronischer Verstopfung.

Hier spielt meistens Angst eine zentrale Rolle. Wir werden Ihnen jetzt einige Vorschläge unterbreiten, was Sie im Einzelnen klopfen können. Jedoch sei an dieser Stelle ausdrücklich darauf hingewiesen, dass Sie sich hier auf einem Gebiet bewegen, in dem man leicht an die Grenzen des Selbstcoachings gelangt und vielleicht besser die Unterstützung eines Profis suchen sollte.

Mögliche Klopfsätze könnten sein:

- »Meine Angst, etwas herzugeben.«
- »Meine Angst, etwas von mir preiszugeben.«
- »Meine Angst, zu kurz zu kommen.«
- »Meine Angst, alles zu verlieren.«
- »Meine Angst, dass für mich nichts übrig bleibt.«

- »Meine Angst, dass nicht genug da ist.«
- »Meine Angst, die Kontrolle zu verlieren.«

Wenn Sie tatsächlich mit der Bewusstseinsebene Geiz verbunden sind, fallen Ihnen bestimmt noch andere Sätze ein, die Sie klopfen können.

Spekulieren Sie auf das Erbe Ihrer Eltern?

Heutzutage haben immer mehr Menschen irgendwann ein nicht unbeträchtliches Erbe zu erwarten. Das ist zwar schön für sie, birgt aber auch gewisse Nachteile. Denn natürlich ist die Versuchung groß, auf die Millionen der Eltern zu warten. Das kann aber unter Umständen 20, 30 Jahre oder länger dauern. Für künftige Erben liegt hier also eine üble Falle verborgen. Die nämlich, die Hände in den Schoß zu legen und auf die Herausbildung der eigenen Talente, die Ausschöpfung des eigenen Potenzials zu verzichten. Zu warten, statt aktiv zu werden, die persönlichen Träume und Visionen umzusetzen und ihr Leben zu leben, wie es die Eltern seinerzeit getan haben. Denn diese sind aller Wahrscheinlichkeit nach nicht mit goldenen Löffeln im Mund auf die Welt gekommen. Sie haben ihre ganze Energie mobilisiert, um ihre Geschäftsideen umzusetzen und erfolgreich zu werden.

Dieser Handlungsimpuls, Ihrer Kreativität Ausdruck zu verleihen, könnte Ihnen als künftigem Erben eines großen Vermögens möglicherweise fehlen. Dann jedoch besteht die Gefahr, dass Sie allzu lange Kind bleiben und sich entsprechend verhalten.

Hinzu kommt: Die Aussicht auf ein Erbe macht erpressbar. Denn da lauert immer die Angst, enterbt zu werden.

Ein Beispiel aus unserer Praxis. Stephan, ein Coaching-Klient von Rainer, hatte einen extrem dominanten, autoritären Vater, der seinen Sohn sein ganzes Leben lang versuchte, klein zu halten. Wenn Stephan seine Ideen und Vorstellungen verwirklichen wollte, kam es immer wieder zu Konflikten, die der Vater allesamt für sich entschied. Auf Rainers Nachfrage hin wurde klar, dass Stephan unterschwellig Angst hatte, enterbt zu werden, wenn er sich gegen seinen Vater auflehnte. Nachdem ihm klar wurde, dass er sich durch diese Haltung selbst in seinem Potenzial beschnitt, konnte er nach einiger Zeit Rainers Vorschlag aufgreifen und schrieb die Gesamtsumme des zu erwartenden Erbes auf ein Blatt Papier, welches er anschließend im Kamin verbrannte.

Die Wirkung war verblüffend. Nach und nach fing Stephan an, seinen eigenen Visionen zu folgen. Er entwickelte Geschäftsideen, die er auch erfolgreich umsetzte. Das Geheimnis: Er fühlte sich nicht mehr erpressbar und war somit frei, seinen eigenen Weg zu gehen. Entsprechend selbstbewusst konnte er auch seinem Vater begegnen. Dieser Erfolg stand am Ende eines langen Coachingprozesses, der sich zu einer Zeit abspielte, als wir MET noch lange nicht entwickelt hatten.

Heute lässt sich dank der Segnungen des Klopfens so mancher Umweg sparen. Und keine Angst: Dabei geht es nicht darum, dass Sie Ihren Eltern den Fehdehandschuh hinwerfen und ankündigen, Ihr Erbe auszuschlagen. Nein, es geht darum, dass Sie sich selbst verwirklichen und zusätzlich irgendwann ein Erbe antreten, so ganz nebenbei, ohne darauf zu spekulieren. Und es geht darum, dass Sie für sich die Entscheidung treffen, schleunigst erwachsen zu werden. Dazu könnte auch gehören, energetisch eine Haltung einzunehmen, die es Ihnen ermöglicht, Ihren Eltern etwas zurückzugeben, statt weiterhin etwas von ihnen zu erwarten. Kurz, es geht um die Verwandlung eines ewig hungrigen Kindes in einen dankbar gebenden erwachsenen Menschen. Lassen Sie uns daher jetzt schauen, was Sie alles klopfen könnten.

Hier wieder einige Beispiele:

◉ »Meine Angst, enterbt zu werden.«

◉ »Meine Angst, meine Eltern zu enttäuschen.«

◉ »Meine Angst, ohne das Erbe meiner Eltern ein Nichts zu sein.«

◉ »Meine Angst, dass ich es allein/ohne das Erbe meiner Eltern nicht schaffe.«

◉ »Meine Angst davor, mein eigenes Ding zu machen.«

◉ »Meine Angst, letztlich doch zu versagen.«

◉ »Meine Angst, mich wirklich von meinen Eltern zu lösen/meine Eltern loszulassen.«

◉ »Mein Gefühl, dass mir meine Eltern das noch schuldig sind.«

◉ »Mein Gefühl, dass mir meine Eltern immer noch nicht genug gegeben haben.«

◉ »Mein Ärger auf meine Eltern, dass ich nicht genug von ihnen bekommen habe.«

Nachdem Sie dieses Thema beklopft haben, empfehlen wir Ihnen, ein kleines Ritual durchzuführen: Schreiben Sie die zu erwartende Gesamtsumme Ihres Erbes auf ein Blatt Papier, stellen sich selbst einen Scheck in der entsprechenden Höhe aus oder basteln Sie sich eine Banknote im Wert Ihrer Erbschaft.

Wie fühlt es sich an, die Summe aufzuschreiben?

Wie fühlen Sie sich bei der Vorstellung, eine so hohe Summe jetzt gleich zu verbrennen?

Sind Sie wirklich bereit, diese Summe jetzt loszulassen? An dieser Stelle könnten Ängste auftauchen. Lösen Sie sie alle erst auf, bevor Sie das Papier den Flammen übergeben.

Wie fühlen Sie sich, während Sie zuschauen, wie es allmählich zu Asche wird?

Klopfen Sie alle Gefühle, die sich einstellen, während Sie dieses Ritual durchführen.

Haben Sie Schulden bei Ihren Eltern?

Viele Eltern leihen ihren Söhnen und Töchtern Geld, um ihnen den Start ins Leben oder in die berufliche Selbstständigkeit zu erleichtern. Und oft erwarten es die Kinder auch nicht anders. Das hört sich nicht weiter dramatisch an, und doch … Von der Natur ist es so vorgesehen, dass Eltern ihren Kindern alles mitgeben, was sie für ein eigenständiges Leben brauchen: Liebe, Geborgenheit, Nahrung, Kleidung, Aufmerksamkeit, Bildung. Ist das hinreichend erfolgt, befinden sich Eltern und Kind energetisch im Gleichgewicht. Beide Parteien sind dankbar, dass es den anderen gibt, und trennen sich in Liebe und Frieden.

So ist, wie gesagt, der natürliche Lauf der Dinge. Aber nicht immer funktioniert das auch. Viele Eltern haben ihren Kindern gegenüber ein schlechtes Gewissen, empfinden Schuldgefühle, ihnen nicht genug gegeben oder etwas falsch gemacht zu haben. Manche sind auch nicht bereit, ihren Nachwuchs rechtzeitig loszulassen und wollen auch noch Einfluss auf sie nehmen, wenn sie schon längst erwachsen sind. Ein auf den ersten Blick völlig unschädliches Mittel, dies zu bewirken, besteht darin, den »Kindern« Geld zu leihen. Der Haken daran: Eltern vergeben ein Darlehen nicht wie etwa die Bank nach objektiven Kriterien, sondern aus emotionalen Gründen. Und genau hier liegt der Hase im Pfeffer. Wenn Sie schon einmal bei Ihren Eltern Schulden gemacht haben, wissen Sie, wie unangenehm sich das anfühlen kann. Und der Preis, den Sie dafür zahlen, ist hoch. Denn Ihre Eltern, die Ihnen das Darlehen selbstverständlich zinslos geben, erwarten natürlich Gegenleistungen. Nämlich, regelmäßig besucht zu werden, die Enkelkinder regelmäßig zu sehen oder Einfluss auf Ihre geschäftlichen Aktivitäten nehmen zu können. So verharren Sie in kindlicher Abhängigkeit, sind erpress- und manipulierbar. Unter diesen Umständen sind Sie weit von jeder Eigenständigkeit entfernt.

Eine Möglichkeit, sich aus dieser Verstrickung zu befreien, besteht darin, Ihre Schulden bei den Eltern mithilfe einer Bank abzulösen. Stellen Sie sich vor, Sie würden diesen Schritt gehen. Was empfinden Sie bei diesem Gedanken? Kommen Ängste hoch? Wenn ja: welche? Und welche Empfindungen nehmen Sie sonst noch wahr?

Viele der Klopfsätze aus dem vorhergehenden Abschnitt sind auch in diesem Zusammenhang gültig.

Hier noch einige weitere Vorschläge:
- ◉ »Meine Angst, meine Eltern völlig loszulassen.«
- ◉ »Meine Angst, dass meine Eltern beleidigt sind, wenn ich eine Umschuldung bei der Bank vornehme.«
- ◉ »Meine Angst, meine Eltern zu enttäuschen.«
- ◉ »Meine Angst, auch noch die letzte Verbindung zu meinen Eltern zu kappen.«
- ◉ »Mein Gefühl, meinen Eltern noch etwas zu schulden.«
- ◉ »Meine Angst, unwiderruflich erwachsen zu werden.«

Sie beziehen ALG, Harz IV oder andere staatliche Transferleistungen?

In diesem Fall sollten Sie sich zunächst unsere Ausführungen zum Thema Opferhaltung (s. 107 ff.) durchlesen.

Natürlich stehen Ihnen die staatlichen Leistungen zu – rein rechtlich betrachtet. Aber genau das ist das Problem. Genau so rechtfertigt sich das typische Opfer, das bedürftige, nie satt gewordene Kind, das sich ungerecht behandelt und benachteiligt fühlt, immer meint, zu kurz zu kommen.

Vielleicht denken Sie, es sei Zufall, dass Sie Ihre Arbeitsstelle verloren haben und jetzt keine neue finden. Aber nein, nein und nochmals nein! Es gibt keine Zufälle. Es ist einzig und allein ihre unbewusste innere Haltung, die Sie in die Situation gebracht hat, in der Sie sich heute befinden. Sie verlassen sich vollkommen auf die Unterstützung von *Vater* Staat. Wachen Sie auf! Streifen Sie Ihre Abhängigkeit ab! Werden Sie vom Opfer zum Täter! Begeben Sie sich auf den »Klopfweg« und marschieren Sie los.

Als mögliche emotionale Klopfsätze bieten sich an:

- »Meine Rebellion gegen den Staat/Vater/Eltern.«
- »Mein Trotz gegen den Staat/das Arbeitsamt/die Gesellschaft etc.«
- »Es ist mir peinlich, dass ich Stütze bekomme.«
- »Ich schäme mich, dass ich schon so lange arbeitslos bin.«
- »Meine Resignation, dass ich es ja eh nicht schaffe, auf eigenen Füßen zu stehen.«
- »Ich tu mir selbst leid.«
- »Ich fühle mich so kraftlos.«
- »Ich habe gar keine Hoffnung mehr.«
- »Ich habe aufgegeben.«
- »Ich kann nicht mehr!«

Auch die folgenden inneren Opferprogramme können Sie klopfen. Achten Sie beim Klopfen der Sätze auf die in Klammern stehenden Gefühle und klopfen Sie diese ggf. ebenfalls:

- »Ich will doch lieber Opfer bleiben.« (Resignation)
- »Die anderen sollen für mich zahlen.« (Latenter Ärger)

- »Ich will keine Verantwortung übernehmen.« (Ärger, Trotz)
- »Das Geld steht mir zu!« (Trotz)
- »Ich kann da ja nichts für.« (Apathie, versteckte Wut)
- »Das ist doch viel bequemer so.« (Versteckte Wut)
- »Bei uns in der Region gibt es nun mal keine Arbeit.« (Resignation, Apathie, Hoffnungslosigkeit)
- »Ich warte, dass der Job zu mir kommt.« (Apathie, Ärger)
- »Das Geld steht mir zu!« (versteckter Ärger, Trotz)
- »Ich kriege eh bald Rente, wieso sollte ich jetzt noch beruflich aktiv werden.« (Resignation, Trotz)

Zahlen Sie am liebsten mit EC- oder Kreditkarte?

Gehören Sie auch zu den Menschen, die sogar im Supermarkt mit Karte zahlen, selbst kleinere Beträge? Viele Menschen machen das so. Weil es ja so praktisch ist. Nur eine kleine Unterschrift oder das Eintippen der Geheimzahl und schon ist bezahlt. Sicherer fühlt man sich auch.

Es macht allerdings einen erheblichen Unterschied, ob Sie bar bezahlen oder mit der Kreditkarte. Zugegeben, wenn Sie mit Karte zahlen, haben Sie am Ende des Monats eine perfekte Übersicht über Ihre Ausgaben, Sie müssen nicht zur Bank gehen und sich um Bargeld kümmern oder zu Hause einen Vorrat davon anlegen. Sie sind jederzeit konsumbereit. Andererseits: Wenn Sie in Ihre Geldbörse schauen, findet sich da eine Fülle von Karten, aber kein Bargeld oder nur ganz wenig. In dieser Hinsicht fahren Sie sich geldenergetisch also auf null.

Immer wieder begegnen wir erwachsenen Menschen, die noch nie einen 200-Euro-Schein gesehen haben oder noch nicht einmal wissen, dass es so etwas gibt; von 500-Euro-Scheinen ganz zu schweigen.

Wenn Sie überwiegend mit Kreditkarte zahlen, vermeiden Sie die Gefühle, die Sie hätten, wenn Sie mit Bargeld bezahlen. Und: Sie betrügen sich um die sinnliche Erfahrung, wie es ist, Geld zu berühren, es wegzugeben, anzunehmen, ins Portemonnaie einzusortieren und wieder herauszuholen. Damit vermeiden Sie es, sich in den Bargeldfluss einzuklinken. Wer mit Kreditkarte zahlt, verbindet sich zudem mit der Energie »Kredit«. Und Kredit heißt nun einmal Schulden und Zinsen. Im Geschäftsleben mag der bargeldlose Zahlungsverkehr ja sinnvoll sein, wenn es aber um den privaten Konsum geht, ist Bargeld als sinnliche Erfahrung des Gebens und Nehmens unerlässlich (siehe auch das Kapitel »Zehn Experimente«, S. 177 ff.). Wenn Sie also am liebsten mit Kreditkarte zahlen, könnten dies Ihre Klopfsätze sein:

● »Meine Angst, Geld im Portemonnaie zu haben.«
● »Meine Angst, Geld zu berühren.«
● »Meine Angst, dass mir Geld gestohlen wird, wenn ich es dabeihabe.«
● »Meine Angst, Bargeld zu Hause zu haben.«
● »Meine Abneigung, mit Geld herumzuhantieren.«

- »Meine Abneigung, mich um meine Ausgaben zu kümmern.«
- »Meine Unlust, mich um Bargeld zu kümmern.«
- »Mein unangenehmes Gefühl, wenn ich mit Bargeld bezahlen muss.«

Beklopfen könnten Sie auch die Überzeugung:
- »Es ist so praktisch/bequem, mit Kreditkarte zu zahlen.«

Bereiten Rechnungen Ihnen Kopfzerbrechen?

Sind für Sie Rechnungen ein Alptraum? Gehören Sie auch zu denen, die Rechnungen erst nach Wochen oder am liebsten gar nicht zahlen? Denken Sie vielleicht: Der soll ruhig noch ein bisschen zappeln! Andere lassen mich schließlich auch warten! Oder stöhnen Sie auf: Schon wieder eine Rechnung! Mir wächst das alles über den Kopf! Dann haben Sie Klopfbedarf. Denn jede Rechnung bedeutet, dass Sie Teil des Geldflusses sind. Wenn Sie nicht rechtzeitig oder nur schleppend zahlen, unterbrechen Sie den Geld- und damit Energiefluss aufgrund niedriger Bewusstseinsebenen (Angst, Ärger, Gefühl von Mangel) – aus der Opferhaltung heraus.

Die meisten empfinden Rechnungen als lästig und nicht als das, was sie sind: nämlich die Aufforderung, das Gleichgewicht wiederherzustellen. Wenn Sie eine Rechnung empfangen, haben Sie bereits eine Leistung erhalten. Also ist es jetzt an Ihnen, energetisch wieder Balance zu schaffen; anderenfalls bleiben Sie jemandem etwas schuldig, d. h., Sie verbleiben im Zustand der Schuld.

Nehmen Sie jede Rechnung dankbar an, denn sie ist ein Symbol dafür, dass Sie Teil des Geldflusses sind. Achten Sie also in Zukunft darauf, was Rechnungen bei Ihnen auslösen.

Mögliche Klopfsätze könnten sein:
◉ »Mein Ärger, dass ich schon wieder eine Rechnung bekommen habe.«
◉ »Meine Angst, den Brief aufzumachen.«
◉ »Meine Angst, die Rechnung nicht zahlen zu können.«
◉ »Meine Schuldgefühle, Rechnungen immer vor mir herzuschieben.«
◉ »Meine Scham, Rechnungen nicht zahlen zu können.«

Klopfen Sie Ihre ablehnende Haltung Rechnungen gegenüber so lange, bis Ihnen bewusst wird, dass Rechnungen immer eine Wertschätzung Ihrer selbst bedeuten.

Dasselbe gilt für Selbstständige und Unternehmer, die das gegenteilige Problem haben, die nämlich keine Rechnungen stellen können.

Für diese Gruppe hier ein paar Klopfanregungen:
◉ »Meine Angst, für meine Leistungen Honorar zu verlangen.«
◉ »Ich bin es nicht wert, für meine Leistungen Geld zu bekommen.«
◉ »Meine Angst, diesen Kunden zu verlieren, wenn ich ihm umgehend eine Rechnung stelle.«

- »Ich schäme mich, für meine Leistungen Geld zu nehmen.«
- »Geld ist doch nicht so wichtig. Viel wichtiger ist der Kontakt zum Kunden.«
- »Meine Probleme, Geld anzunehmen.« (Siehe Experiment Nr. 8, Geben und Nehmen)

Wie halten Sie's mit Konsumschulden?

Die Deutschen sind verschuldet wie nie zuvor. Wider besseres Wissen nehmen sie offensichtlich immer wieder Kredite auf, um sich ihre Konsumwünsche zu erfüllen. Appelle, nur innerhalb der individuellen Einkommensgrenzen zu konsumieren, verhallen ungehört. Viele würden ihr Verhalten gern ändern, das ja ebenso töricht wie risikoreich ist, doch »irgendwie« schaffen sie es nicht. Kein Wunder. Die Werbung flüstert uns ja auch massiv ein, dass es ganz normal ist, auf Raten zu leben. Hier der Fernseher für 16 winzige monatliche Zahlungen, dort ein Sofa, ein Herd, ein Teppich, zahlbar in 12 kleinen Schritten, oder eine Superstereoanlage zu 30 Monatsraten. Zunehmend wird auch völlig ohne Sinn und Verstand Geld rausgeschmissen, das man nicht hat: für Klingeltöne, immer neue Handyverträge, Klamotten, die schon gar nicht mehr in den Schrank passen, und und und.

Machen Sie sich klar: Auf Raten kaufen heißt zunächst einmal, sich zu verschulden und hohe Zinsen zu zahlen. Und warum das alles? Hinter Konsumwünschen verbirgt sich häufig der Versuch, ein Gefühl von Leere zu füllen, sich zu trösten oder zu belohnen. Auch hierbei geht es also, wie in diesem Buch schon häufiger erwähnt, darum, ein emotionales Ungleichgewicht auszugleichen.

Ein erster Schritt aus der Schuldenfalle hin zu mehr persönlichem Reichtum besteht darin, sich selbst in »gefährlichen« Situationen genau zu beobachten und eine ehrliche Antwort auf Fragen zu finden wie die folgenden:

»Brauche ich dieses XY (Handy, Reise, CD, Laptop, Kleidung etc.) wirklich?«

Mögliche Klopfsätze:
◉ »Mein Verlangen/mein unwiderstehlicher Drang, dieses XY jetzt zu kaufen.«
◉ »Ich will das jetzt unbedingt haben!«
◉ »Ich kann ohne das XY nicht leben!«

»Könnte ich auf den Erwerb von XY auch verzichten?«

Mögliche Klopfsätze:
◉ »Ich bin nicht bereit zu verzichten.«
◉ »Ihr könnt mich alle mal! Ich kauf das jetzt.« (Trotz)
◉ »Ich kauf das trotzdem!« (Trotz)

»Ist dieser Kauf wirklich notwendig?«
*»Was empfinde ich, wenn ich mir vorstelle,
darauf zu verzichten?«*

Mögliche Klopfsätze:
- »Mein Gefühl, zu kurz zu kommen.«
- »Ich krieg nie etwas ab!«
- »Ich fühle mich beschissen, wenn ich das nicht habe.«
- »Ich muss mich mit XY belohnen.«
- »Ich fühle mich so leer.«
- »Mir fehlt dann etwas.«
- »Ich muss mich mit XY ablenken und trösten.«
- »Meine Freundin/mein Freund hat das auch.«
- »Das haben alle in meiner Clique.«

*»Wider besseres Wissen habe ich XY doch gekauft.
Was empfinde ich jetzt?«*

Mögliche Klopfsätze:
- »Mein Schuldgefühl/mein Ärger auf mich/meine Scham,
dass ich so schwach war.«
- »Meine Angst, dass ich mich immer mehr verschulde.«

»Was empfinde ich meinem Partner/meiner Partnerin/
meiner Familie gegenüber?«

Mögliche Klopfsätze:
- ☺ »Meine Scham/meine Schuldgefühle XY gegenüber.«
- ☺ »Meine Angst, ihm/ihr das zu beichten.«
- ☺ »Meine Angst vor ihrer/seiner Reaktion.«

»Ich bin mit meinen Ratenzahlungen im Rückstand.
Welche Gefühle löst das bei mir aus?«

Mögliche Klopfsätze:
- ☺ »Meine Angst, dass mir das Ganze über den Kopf wächst/da nie wieder rauszukommen.«
- ☺ »Meine Hoffnungslosigkeit/Verzweiflung angesichts meiner Situation.«
- ☺ »Meine Scham gegenüber dem Kreditinstitut, dass ich mit meinen Zahlungen im Rückstand bin.«
- ☺ »Meine Angst/Scham, einen Schuldenberater aufzusuchen.«

»Steckt hinter diesem Konsumverlangen vielleicht
Unzufriedenheit mit meiner gegenwärtigen Situation?«

Mögliche Klopfsätze:
- ☺ »Mein Verlangen, mir schon wieder etwas zu kaufen.«
- ☺ »Meine Unzufriedenheit mit meiner gegenwärtigen (finanziellen, persönlichen, sexuellen) Situation.«

Führen Sie sich immer wieder vor Augen, dass Sie mit jedem neuen Kredit ein weiteres Stück Ihrer persönlichen Freiheit aufgeben. Denn die haben Sie nur, wenn Sie mehr einnehmen, als Sie ausgeben.

Beim Thema Schulden stößt man übrigens auf einen interessanten Zusammenhang: Vor allem Menschen, die große Schuldgefühle empfinden, neigen dazu, auf Pump zu leben. Unbewusst münzen sie ihre Schuldgefühle in Geldschulden um.

Für Schuldner ist es daher von großer Bedeutung, sich bewusst zu machen, wem gegenüber sie ein schlechtes Gewissen haben. Das können z.B. die Eltern, Kinder, Freunde, Verwandte sein, aber auch Arbeitskollegen und andere Bekannte. Hier geht es also noch einmal richtig ans Eingemachte. (Und möglicherweise wird Sie das Thema noch lange beschäftigen.)

Klopfsätze bei Schuldgefühlen könnten etwa sein:
- »Mein Schuldgefühl meinem Partner/meiner Partnerin/meinen Kindern gegenüber, dass ich ihnen nicht genug biete/gebe.«
- »Mein Schuldgefühl meinen Eltern gegenüber, dass ich sie enttäuscht habe.«
- »Mein Schuldgefühl, dass aus mir nichts geworden ist.«
- »Mein Schuldgefühl, weil ich XY enttäuscht habe.«

Als mögliche emotionale Klopfsätze kommen darüber hinaus infrage:
- »Mein Ärger, dass ich mehr Geld ausgebe, als ich einnehme.«

☺ »Mein Ärger, dass wir über unsere Verhältnisse leben.«

☺ »Mein Ärger, dass ich mir bestimmte Konsumgüter partout nicht verkneifen kann.«

☺ »Meine Angst, mich dieser Situation zu stellen.«

☺ »Meine Angst, Konsequenzen zu ziehen.«

☺ »Meine Ohnmacht dieser Situation gegenüber.«

☺ »Meine Verzweiflung, dass ich so hohe Schulden habe.«

☺ »Meine Resignation, dass ich da wohl nie rauskomme.«

Wir möchten an dieser Stelle noch einmal betonen, dass es nichts bringt, die Sätze mechanisch »runter zu klopfen«. Das, was Sie klopfen, müssen Sie auch tatsächlich empfinden. Es geht um eine ehrliche Auseinandersetzung mit sich selbst. Nur dann kann es zu echten Veränderungen in Ihrem Leben kommen.

Wie hätten Sie's denn gern?

Mit Sicherheit haben Sie festgestellt, dass die bisherige Arbeit mit diesem Buch schon zu einem ganz anderen Lebensgefühl geführt hat, vorausgesetzt, Sie haben die vorigen Artikel nicht nur gelesen, sondern wirklich »durchgeklopft«. Hier ging es ja vor allem um die Vergangenheitsbewältigung, eine Klärung Ihrer Gefühle allgemein Geld und Reichtum gegenüber sowie das Auflösen einengender Glaubenssätze und Programmierungen. Jetzt gehen wir noch einen entscheidenden Schritt weiter, indem wir Ihnen zeigen, wie Sie die positiven Bewusstseinsebenen, auf denen Sie sich nunmehr befinden, bewusst stärken können.

Wir bestimmen tagtäglich unsere Realität selber, indem wir meistens unbewusst aus verschiedenen Möglichkeiten eine Möglichkeit auswählen. Frei nach dem Motto, das Leben ist das, was du daraus machst, trifft jeder andere Wahlen und gestaltet entsprechend sein Leben individuell nach seinen Vorlieben. Sie wählen einen Beruf, Sie wählen, was und wo Sie kaufen, Sie wählen, ob Sie zuversichtlich gestimmt oder als Miesepeter herumlaufen, Sie wählen, wo Sie wohnen oder Ihren Urlaub verbringen, wie Sie sich kleiden; Sie wählen, Single zu bleiben, oder entscheiden sich für eine Partnerin bzw. einen Partner. Und – ja, auch das – Sie wählen, Reichtum anzuziehen oder arm zu sein. Ob Sie sich dessen nun bewusst sind oder nicht, jeder ist seines Glückes Schmied, da hat der Volksmund vollkommen recht. Sie haben permanent die freie Wahl, auch wenn Sie der Meinung sind, dass Sie es nicht haben und so tun, als ob andere über Sie bestimmen. Denn Sie allein sind es, nur Sie, der darüber entscheidet, Opfer zu sein oder seine Geschicke selbst in die Hand zu nehmen.

Natürlich erfolgt die Wahl, die Sie treffen, immer vor dem Hintergrund Ihrer persönlichen Geschichte und der Glaubenssätze bzw. Überzeugungen, die Sie sich im Laufe der Zeit angeeignet haben. Wenn Sie z. B. der Überzeugung sind, dass Geld den Charakter verdirbt, wählen Sie, auf lange Sicht möglichst geringe finanzielle Mittel zu haben. Wenn Sie ganz fest glauben, dass man sich sein Geld »im Schweiße seines Angesichts« erarbeiten muss, suchen Sie sich einen Job, der Ihnen Äußerstes abverlangt. So schafft sich jeder seine eigene Welt, seine eigene Realität.

Jede Wahl, die Sie treffen, beruht zudem auf der jeweiligen Bewusstseinsebene, auf der Sie sich gerade befinden. Befinden Sie sich z. B. auf der Bewusstseinsebene der Angst, wie so viele, werden Ihre Entscheidungen von Furchtsamkeit geprägt sein. Haben Sie etwa Angst, alles könne »den Bach runtergehen«, so werden Sie unterbewusst darauf bedacht sein, vermeintlich risikofrei auf Nummer sicher zu gehen, Ihr Geld unter allen Umständen zusammenzuhalten – und sich auf diese Weise dem Fluss des Lebens entziehen. Befinden Sie sich auf der Bewusstseinsebene des Schuldgefühls, entwickeln Sie Glaubenssätze wie »Ich bin es nicht wert, viel zu verdienen« und wählen einen Beruf auf niedrigem Gehaltsniveau oder finden gar überhaupt keine Arbeit.

Noch einmal zur Erinnerung: Leben ist Bewusstsein und spielt sich auf verschiedenen Bewusstseinsebenen ab, die sich in Gefühlen, Gedanken, Überzeugungen ausdrücken. Wir unterscheiden niedrige Bewusstseinsebenen (wie z. B. Scham, Schuld, Resignation, Trauer/Kummer, Angst, Ärger, Wut, Hass) und hohe Bewusstseinsebenen (Vertrauen, Freude, Liebe, Dankbarkeit, Begeisterung, innerer Frieden etc.). Ihr ganzes Denken, Fühlen und Handeln ist stets Ausdruck der Bewusstseinsebenen, mit denen Sie in Resonanz sind. Haben Sie z. B. Vermögensaufbau aus Angst davor betrieben, im Alter nicht genügend Geld zu besitzen, ängstigen Sie die Altersarmut damit geradezu herbei.

Angst ist derzeit die vorherrschende Bewusstseinsebene. Und den Umstand, dass die meisten Menschen Angst vor der Zukunft haben und davor, im Alter mittellos dazustehen, wissen sich Banken, Anlageberater, Versicherungen etc. zunutze zu machen. Allein die Wortwahl spricht Bände. Wieso sprechen wir eigentlich immer von Altersvorsorge statt von »Alters*vorfreude*«? Ist Alter denn etwa ein Schadensfall? Alle halten es für völlig normal, sich zu sorgen. Das ist es doch aber gar nicht. Wenn wir uns sorgen, fürchten wir uns und sind mit der Bewusstseinsebene Angst in Resonanz. Freuen Sie sich doch lieber auf die Zukunft, freuen Sie sich auf das Alter, auf das, was noch kommt, auf Ihren Reichtum! Geht nicht? Ängste und Zweifel stellen sich ein? Dann beklopfen Sie sie! Es liegt ganz in Ihrer Hand, ob Sie sich ängstigen oder freuen. Sie haben ja gelernt, mit MET Ihre Ängste aufzulösen, und haben die Erfahrung gemacht, dass Sie dadurch in einen Zustand der Zuversicht und Freude gelangen. Damit davon noch ein bisschen mehr in Ihr Leben tritt, werden wir Sie jetzt mit dem kraftvollen Instrument der Wahlmöglichkeiten vertraut machen.

Sie haben die Wahl

Im Zusammenhang mit dem Thema Geld kann man natürlich mit Affirmationen arbeiten, wie z.B. »Ich bin reich«, »Ich bin Millionär« oder »Ich ziehe das Geld magnetisch an«. Mit solchen Sätzen treffen Sie eine bewusste Aussage über den Seinszustand, den Sie erreichen möchten, und das ist schon sehr wirksam, weil es Sie mit hohen Bewusstseinsebenen in Resonanz bringt. Auch wir verwenden Affirmationen, und zwar beim Thymusklopfen (siehe folgendes Kapitel).

Eine noch stärkere Kraft entwickeln die Wahlsätze, z.B. »Ich wähle, ab sofort Reichtum in mein Leben zu ziehen« oder »Ich wähle, Geld ab sofort magnetisch anzuziehen« oder »Ich wähle, mich ab sofort als Millionär zu fühlen«. Probieren Sie es einmal aus! Sie werden feststellen, dass Wahlsätze zusätzlich zu Affirmationen folgende besondere Merkmale haben:

– Wahlsätze sind handlungsaktiv, da sie eine Aussage bezüglich Ihres Seinszustandes darstellen.
– Wahlsätze stellen eine bindende Selbstverpflichtung dar.
– Wahlsätze beruhen auf der Eigenverantwortlichkeit für das Erreichen des genannten Seinszustandes.

Damit die Wahlsätze ihr volles Potenzial entfalten können, setzt die Arbeit mit ihnen voraus, dass Sie alle Ängste, Zweifel, Schuld- und Schamgefühle etc. und hemmenden Glaubenssätze bzw. Überzeugungen, von denen Sie früher gesteuert wurden, in Bezug auf Ihr Thema aufgelöst haben. Erst dann funktionieren sie. Insofern macht es keinen Sinn, die vorigen Kapitel zu überspringen und gleich mit den Wahlmöglichkeiten anzufangen. Wenn Sie das tun, rufen viele dieser Sätze mit Sicherheit unangenehme Gefühle hervor, die Ihnen bisher verborgen waren. Es geht also immer darum, erst aufzuräumen, bevor Sie neu einrichten.

Nachdem also alle Gefühle von Angst, Schuld und Scham etc. als Ausdruck niedriger Bewusstseinsebenen aufgelöst sind, können die Wahlsätze greifen, die von den hohen Bewusstseinsebenen Liebe, Freude, Zuversicht, Dankbarkeit, Vertrauen, Begeisterung etc. aus formuliert sind. Daher sind kraftvolle Wahlsätze immer positiv, kreativ und fantasievoll. Darüber hinaus benennen sie konkret den angestrebten Seinszustand.

Die Wahlsätze klopfen Sie einfach in die bekannten sechs Punkte ein, indem Sie den Satz ein- bis zweimal pro Klopfpunkt (je nach Länge des Wahlsatzes) aussprechen. Achten Sie währenddessen immer darauf, ob sich noch Zweifel, Ängste oder hemmende Glaubenssätze melden. Gegebenenfalls beklopfen Sie diese dann nach dem bewährten Muster.

Die folgenden Wahlsätze sind nur Vorschläge von uns. Sie können sie gern umformulieren oder auch Ihre eigenen Sätze bilden. Wenig sinnvoll wäre es, schematisch die gesamte Liste »durchzuklopfen«. Suchen Sie sich lieber die Wahlmöglichkeiten aus, die Sie besonders ansprechen – Sätze, bei denen Sie denken: Oh, der fühlt sich richtig gut an! Beim Beklopfen sollte er Freude in Ihrem Herzen auslösen. Sie werden sich dieses Kapitel immer mal wieder vornehmen und ihrem aktuellen Bewusstseinszustand entsprechende Wahlmöglichkeiten klopfen. So, und nun auf zu neuen (Bewusstseins-)Ufern!

Wahlsätze, die Wohlstand, Fülle und Reichtum fördern

○ »Ich wähle, ab sofort Geld und Reichtum zu würdigen und zu schätzen.«

○ »Ich wähle, ab sofort zu wissen, dass Geld reine Energie ist.«

○ »Ich wähle, ab sofort Geld und Reichtum zu lieben.«

○ »Ich wähle, ab sofort Geld als Manifestation des Göttlichen zu achten.«

○ »Ich wähle ab sofort finanziellen Reichtum für mich zum Wohle aller.«

○ »Ich wähle, ab sofort Reichtum und Überfluss als natürlichen Seinszustand zu erkennen und zu akzeptieren.«

○ »Ich wähle zu wissen, dass mir alles Geld, das ich ausgebe und verdiene, Freude bringt.«

○ »Ich wähle, ab sofort Reichtum und Geld dankbar anzunehmen.«

○ »Ich wähle, ab sofort Geben und Nehmen im Gleichgewicht zu halten.«

○ »Ich wähle, ab sofort Geld magnetisch anzuziehen.«

○ »Ich wähle, ab sofort spirituellen und finanziellen Reichtum zu erschaffen/anzuziehen.«

○ »Ich wähle zu wissen, dass nur ich die Quelle meines finanziellen Erfolges/Reichtums bin.«

○ »Ich wähle, ab sofort den Reichtum anderer zu respektieren.«

○ »Ich wähle, ab sofort reichen Menschen ihren Reichtum zu gönnen.«

○ »Ich wähle, ab sofort zu wissen, dass für alle genug da ist.«

○ »Ich wähle, ab sofort von reichen Menschen zu lernen.«

○ »Ich wähle, ab sofort reiche Menschen in mein Leben zu ziehen.«

○ »Ich wähle, mich ab sofort am Reichtum und Luxus anderer zu erfreuen.«

○ »Ich wähle, mich ab sofort auf mein wachsendes Vermögen zu freuen.«

○ Ich wähle zu wissen, dass ich nur die Besten und Erfolgreichsten in mein Leben ziehe.«

○ »Ich wähle, allen Reichtum, der von jetzt an zu mir kommt, in Liebe und Dankbarkeit zu empfangen.«

○ »Ich wähle zu wissen, dass es mein Geburtsrecht ist, erfolgreich zu sein.«

○ »Ich wähle, ab sofort meine Arbeit als Lust und Genuss zu empfinden.«

○ »Ich wähle, mich ab sofort auf die Verantwortung zu freuen, die mein Reichtum mit sich bringt.«

○ »Ich wähle, ab sofort meinen Erfolg zu genießen.«

○ »Ich wähle ab sofort ein Leben in finanzieller Fülle.«

○ »Ich wähle zu wissen, dass das, was ich glaube, meine Realität erschafft.«

○ »Ich wähle zu wissen, dass immer mehr Geld reinkommt als rausgeht.«

○ »Ich wähle, ab sofort ein Experte in Sachen Geld und Reichtum zu sein.«

○ »Ich wähle zu wissen, dass nur Überfluss natürlich und gut ist.«

○ »Ich wähle zu wissen, dass alles Geld, das ich ausgebe, die Gesellschaft bereichert und vermehrt zu mir zurückkommt.«

○ »Ich wähle zu wissen, dass Geld für mich und andere die Quelle alles Guten ist.«

○ »Ich wähle zu wissen, dass mein Erfolg auch anderen Erfolg bringt.«

○ »Ich wähle, ab sofort andere durch meinen Erfolg erfolgreich zu machen.«

○ »Ich wähle zu wissen, dass ich es verdient habe, reich zu sein.«

○ »Ich wähle, ab sofort reich und gesund zu sein.«

○ »Ich wähle, mich ab sofort als Schöpfer meiner Realität zu verstehen.«

○ »Ich wähle, ab sofort voll und ganz für mein Leben verantwortlich zu sein.«

○ »Ich wähle zu wissen, dass ich selbst für meine derzeitige finanzielle Situation verantwortlich bin.«

○ »Ich wähle zu wissen, dass ich wertvoll und wichtig bin.«

○ »Ich wähle mir zu gestatten, ab sofort mein ganzes Potenzial als Mann/Frau zu leben.«

○ »Ich wähle zu wissen, dass ich einzigartig und besonders bin.«

○ »Ich wähle zu wissen, dass Geld leicht zu mir kommt.«

○ »Ich wähle, ab sofort aus der Bewusstseinsebene der Liebe und Begeisterung heraus zu handeln.«

○ »Ich wähle, ab sofort mein Geld mit Freude und Leichtigkeit zu verdienen.«

○ »Ich wähle zu wissen, dass ich es wert bin, reich zu sein.«

○ »Ich wähle, mich ab sofort auf Erfolg und Reichtum auszurichten.«

Eine wundervolle Variation der Wahlsätze besteht darin, sich mit der eigenen inneren Kraftquelle, mit erlebten Glücksmomenten oder auch mit Vorbildern zu verbinden. Dies lenkt vorhandene positive Energien in Bereiche, die noch etwas unterentwickelt sind.

Hier wieder einige Beispiele:

○ »Ich wähle, ab sofort so erfolgreich zu sein wie ... (hier bitte ein reiches Vorbild einsetzen).«

○ »Ich wähle, ab sofort Geld so anzuziehen wie ... (hier bitte ein reiches Vorbild einsetzen).«

○ »Ich wähle, in der Erschaffung von Reichtum so erfolgreich zu sein wie beim ... (hier bitte eine Ihrer besonderen Fähigkeiten einsetzen).«

○ »Ich wähle, mich bei der Vermehrung meines Nettovermögens genauso gut zu fühlen wie bei ... (hier bitte eine positive Situation einsetzen, an die Sie immer noch gerne zurückdenken: Urlaub, Hochzeit, Meditationserfahrungen etc.).«

○ »Ich wähle, Geld und Reichtum so leicht anzuziehen/ zu erschaffen wie ... (hier bitte wieder eine besondere Fähigkeit oder eine bestimmte Person einsetzen, an der Sie sich orientieren).«

Sie werden mit Sicherheit eine geraume Zeit mit diesen Wahlmöglichkeiten verbracht haben. Vielleicht haben Sie es sich auch zur täglichen Angewohnheit gemacht, auf diese Art und Weise sich auf Erfolg zu programmieren. Wir können uns vorstellen, dass es Ihnen jetzt an dieser Stelle zu diesem Zeitpunkt, nachdem Sie ein Füllhorn an Wahlmöglichkeiten in sich »eingeklopft« haben, so richtig gut geht und Sie sich energiegeladen und nach vorne gerichtet fühlen. Das ist auch gut so. Genießen Sie diesen Zustand!

Identität, Geldüberfluss und Thymusklopfen

Vielleicht haben Sie schon einmal beobachtet, dass sich Menschen, die ein engagiertes Gespräch führen und besonders auf den eigenen Standpunkt, das eigene Empfinden, die eigene Person hinweisen möchten, in einer schwungvollen Bewegung die Hand aufs Brustbein legen. Mit dieser Geste stimulieren sie intuitiv ihre Thymusdrüse, den Sitz der menschlichen Identität.

Die Thymusdrüse (griechisch *thymos* = Lebensenergie), die etwa sieben Zentimeter unterhalb der Halsgrube hinter dem Brustbein liegt, ist auf körperlicher Ebene Bestandteil des lymphatischen Systems und für die Immunabwehr und die Hormonproduktion zuständig. Darüber hinaus fungiert sie als Schaltstelle unserer Meridiane und damit unserer Gefühle, ist mithin das Zentrum unserer gesamten Vitalität.

Während ein schwacher Thymus Anfälligkeit für Krankheiten zur Folge hat, für häufig schlechte Laune und einen gering entwickelten Lebenswillen verantwortlich ist, geht ein starker Thymus mit Gesundheit, positiver Lebenseinstellung und einem gut ausgebildeten Lebenswillen einher (John Diamond, 1987).

Durch Beklopfen lässt sich die Thymusdrüse energetisch stärken und kräftigen. Die Technik ist einfach: Mit flacher

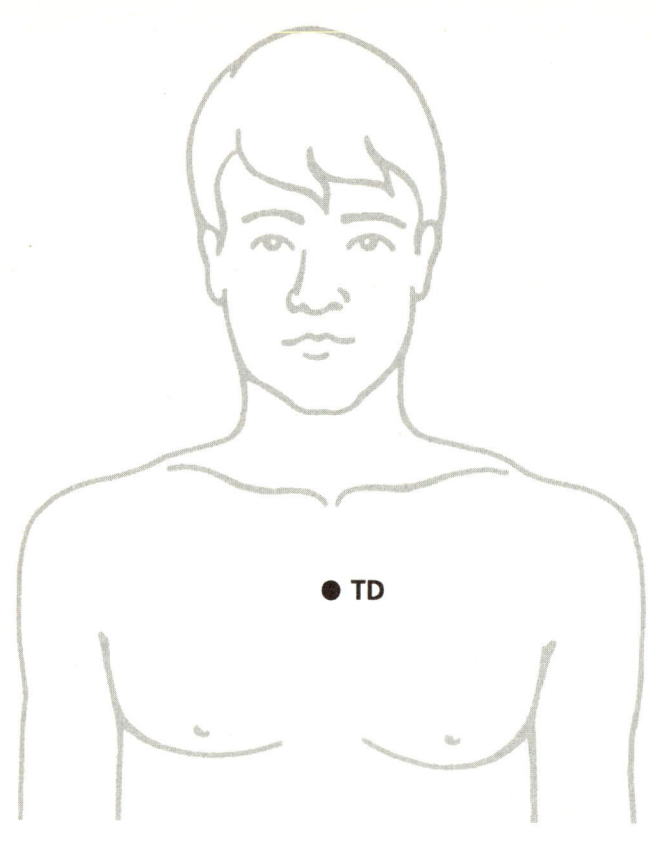

TD = Thymusdrüse

Hand oder leicht geöffneter Faust beklopfen Sie den auf
der Zeichnung mit TH markierten Punkt in einem Rhyth-
mus von etwa zwei bis drei Impulsen pro Sekunde. Das
Klopfen sollte kräftig sein, aber immer noch angenehm und
auf keinen Fall schmerzhaft.

Die Sätze, die das Thymusklopfen begleiten, sind stets positiv, bejahend und stärkend. (Im Unterschied zum Beklopfen der Meridianpunkte, bei dem es darum geht, negative Gefühle aufzulösen.)

Im Folgenden möchten wir Ihnen drei Möglichkeiten vorstellen, das Thema Geld und Reichtum durch Thymusklopfen unterstützend zu bearbeiten.

Eine Übung für jeden Tag

Das wohltuende Wirken der Thymusdrüse wird durch negative Gefühle (speziell durch Angst) und Glaubensmuster erheblich beeinträchtigt. Um den Thymus in einen hohen Schwingungszustand zu versetzen, empfehlen wir Ihnen daher, ihn durch regelmäßiges Beklopfen täglich zu stärken und zu unterstützen.

Das geht am besten mit dem Satz:
☻ »Ich liebe, glaube, vertraue, bin dankbar und mutig.«

Diesen Satz sprechen Sie mehrmals laut aus, während Sie Ihre Thymusdrüse, wie im vorhergehenden Abschnitt beschrieben, beklopfen. Damit stellen Sie sicher, dass Sie Ihr Leben Tag für Tag positiv und energiegeladen in Angriff nehmen können. Und das ist eine der wichtigsten Voraussetzungen für Wohlstand, Reichtum und Erfolg.

Neben dieser täglichen Energiegrundübung können Sie ganz nach Bedarf auch einzelne Worte in Ihre Thymusdrüse einklopfen, etwa »Geldüberfluss«, »Reichtum« oder »Erfolg«. Wenn sich das gut anfühlt, können Sie es tun, so oft Sie Lust dazu haben. Und genießen Sie das Gefühl der Freude, Ruhe und Gelassenheit, das damit einhergeht.

Thymus-Wahlsätze

Die zweite Möglichkeit des Beklopfens der Thymusdrüse hat mit den Wahlmöglichkeiten zu tun, mit denen wir Sie im Kapitel »Wie hätten Sie's denn gern« vertraut machen. Die Wahlsätze, die Sie dort kennenlernen, können Sie mit einer kleinen Veränderung auch in die Thymusdrüse einklopfen, wodurch sie noch kraftvoller und persönlicher werden. Dafür brauchen Sie den Wahlsätzen, die Ihnen besonders zusagen, nur Ihren Vornamen voranzustellen.

Ein Beispiel. Ihr Wahlsatz lautet:
○ »Ich wähle, mein Geld ab sofort mit Freude und Leichtigkeit zu verdienen.«

Dann lautet Ihr Thymus-Wahlsatz:
➤ »Ich bin (hier setzen Sie Ihren Vornamen ein) und wähle, mein Geld ab sofort mit Freude und Leichtigkeit zu verdienen.«

Eine positive Identität aufbauen

Im Zuge unserer Arbeit mussten wir immer wieder feststellen, dass es vielen, wenn nicht gar den meisten Menschen schwerfällt, sich bestimmte positive Sätze in die Thymusdrüse einzuklopfen. Dabei stellen die selbstverständlichsten Aussagen – etwa ein Satz wie: »Ich habe ein Recht darauf, auf dieser Welt zu sein« – die größten Probleme dar. Das liegt einfach daran, dass viele Menschen von ihren Eltern zu hören bekommen haben, dass sie sie gar nicht gewollt haben, dass sie nicht willkommen waren, dass sie sowieso nur Probleme gemacht haben usw. Dies bewirkt, dass tief im Unterbewussten die Überzeugung wächst, kein Recht zu haben, auf der Welt zu sein – was manchmal nach sich zieht, es nicht verdient zu haben, erfolgreich, glücklich und zufrieden zu sein. Eine derartige Negativprogrammierung führt auch zu einem geringen Selbstwertgefühl, was sich dann im Finanzwesen jedes Einzelnen offenbart.

Diese grundlegende Negativprogrammierung lässt sich durch MET auflösen. Damit einhergehend werden tiefgreifende Veränderungen eingeleitet, die sich positiv auf Ihr ganzes Leben auswirken und nicht zuletzt Geld und Reichtum in Ihr Leben ziehen.

Um zu testen, ob auch bei Ihnen diese Negativprogrammierung vorliegt, möchten wir Sie bitten, den folgenden Satz

➤ »Ich bin (hier setzen Sie Ihren Vornamen ein) und habe ein Recht darauf, auf dieser Welt zu sein.«

laut auszusprechen und dabei darauf zu achten, ob Sie ihn als hundertprozentig wahr und stimmig empfinden. Vom Verstand her stimmen Sie dem Satz mit Sicherheit zu. Um aber zu prüfen, ob auch Ihr Unterbewusstsein dieser Überzeugung ist, sprechen Sie den folgenden Satz mehrmals laut aus und beklopfen dabei Ihre Thymusdrüse:

➤ »Ich bin (hier setzen Sie Ihren Vornamen ein) und habe ein Recht darauf, auf dieser Welt zu sein.«

Während des Klopfens geben Sie acht, ob sich dieser Satz für Sie stimmig und gut anfühlt. Sollte dies hundertprozentig der Fall sein, wiederholen Sie ihn noch etwa fünfmal und beklopfen dabei weiterhin die Thymusdrüse. Dabei werden Sie merken, dass sich ausgesprochen positive Gefühle einstellen.

Es kann aber auch sein, dass sich der Satz beim Beklopfen alles andere als stimmig anfühlt oder dass er Ihnen unangenehm ist. Vielleicht macht sich sogar eine innere Stimme bemerkbar, die Ihnen zuflüstert: »Im Grunde hab ich es überhaupt nicht verdient, auf der Welt zu sein.«

In diesem Falle gehen Sie wie gewohnt vor und klopfen diese negative Überzeugung so lange (Punkte 1–6), bis sie aufgelöst ist. Sollten zusätzlich belastende Gefühle auftauchen (z.B. Trauer), beklopfen Sie diese ebenfalls, bis sie aufgelöst sind und Sie einen Zustand innerer Ruhe erreicht haben.

Um abschließend zu prüfen, ob die Negativprogrammierung wirklich aufgelöst ist, sprechen Sie den Satz »Ich bin (hier setzen Sie Ihren Vornamen ein) und habe ein

Recht darauf, auf dieser Welt zu sein« noch einmal laut aus und beklopfen dabei Ihre Thymusdrüse. Sollte sich die Aussage immer noch nicht hundertprozentig stimmig und wahr anfühlen, gehen Sie in sich, um herauszufinden, was genau da in Ihnen immer noch Widerspruch anmeldet und rebelliert. Beklopfen Sie alle negativen Gefühle (Ängste, Zweifel, Ärger etc.), Glaubenssätze und Überzeugungen, die Sie dabei dingfest machen, so lange, bis sie sich vollkommen aufgelöst haben. Danach überprüfen Sie den Ausgangssatz erneut durch Beklopfen der Thymusdrüse: »Ich bin (Ihr Vorname) und habe ein Recht darauf, auf dieser Welt zu sein.«

Diesen Prozess wiederholen Sie so lange, bis Sie die Aussage als einwandfrei wahr empfinden und sie nichts als positive Gefühle auslöst.

Verfahren Sie mit folgenden Sätzen wie oben beschrieben:

- »Ich bin (hier setzen Sie Ihren Vornamen ein) und habe ein Recht darauf zu leben.«
- »Ich bin (hier setzen Sie Ihren Vornamen ein) und habe ein Recht, als Mann/Frau auf dieser Welt zu sein.«
- »Ich bin (hier setzen Sie Ihren Vornamen ein) und habe ein Recht darauf, erfolgreich zu sein.«
- »Ich bin (hier setzen Sie Ihren Vornamen ein) und habe ein Recht darauf, reich zu sein.«
- »Ich bin (hier setzen Sie Ihren Vornamen ein) und habe ein Recht darauf, glücklich zu sein.«
- »Ich bin (hier setzen Sie Ihren Vornamen ein) und habe es verdient, als Mann/Frau auf dieser Welt zu sein.«

► »Ich bin (hier setzen Sie Ihren Vornamen ein) und habe es verdient, erfolgreich zu sein.«

► »Ich bin (hier setzen Sie Ihren Vornamen ein) und habe es verdient, reich zu sein.«

► »Ich bin (hier setzen Sie Ihren Vornamen ein) und habe es verdient, glücklich zu sein.«

► »Ich bin (hier setzen Sie Ihren Vornamen ein) und verdiene es zu leben.«

Das Beklopfen dieser Thymussätze ist eine intensive Arbeit zur Stärkung Ihrer Identität, die mächtige Gefühle auslösen kann. Daher sollten Sie sie sehr ernst nehmen. Für »mal so kurz zwischendurch« sind diese Übungen absolut nicht geeignet. Thymussätze können nicht in ein paar Minuten »durchgearbeitet« werden. Wenn Sie sich wirklich auf den Prozess einlassen – und anders haben Sie nichts davon –, setzt das allerdings Zeit und ungeteilte innere Bereitschaft voraus. Dann jedoch lohnt sich die Arbeit wirklich. Sie führt zu tiefgreifenden energetischen Veränderungen, die bis auf Zellebene wirken, und wird Ihrem ganzen Leben eine positive Wendung geben.

Die Zügel in die Hand nehmen – mit der MET-Zielearbeit

Nachdem Sie sich in den vorhergehenden Kapiteln mit der Auflösung der inneren Blockaden beschäftigt haben, die einem entspannten Verhältnis zum Geld im Wege standen, wollen wir jetzt den Blick in die Zukunft richten und Ihnen eine Technik vorstellen, mit der Sie sich Wohlstand und Reichtum regelrecht herbeiklopfen können: die MET-Zielearbeit.

Wir haben diese Methode in den vergangenen Jahren Tausenden von Seminarteilnehmern vermittelt, die sie seither erfolgreich anwenden, sei es, um Prüfungen gut zu bestehen, ihre sportlichen Ziele zu erreichen, einen Partner zu finden, das Einkommen zu erwirtschaften, das sie haben wollen, oder ihr Nettovermögen zu erhöhen. Beruflich, privat, finanziell: Alles ist möglich. Es gibt keine Grenzen, außer denen, die Sie sich selber setzen durch Ihre Ängste, Zweifel und eingrenzenden Glaubenssätze. Man muss allerdings genau wissen, was man will. Und das scheint gar nicht so einfach zu sein.

Schätzungen zufolge haben ca. 70 Prozent aller Menschen keine Ziele, ca. 20 Prozent haben Ziele, können sich jedoch nicht vorstellen, wie sie diese erreichen können, und nur ca. zehn Prozent haben Ziele und wissen auch genau, wie sie diese erreichen können. Das deckt sich mit den Erfahrungen in unseren Seminaren. Wie ist es bei Ihnen? Haben Sie sich schon einmal hingesetzt und überlegt, was Sie in den nächsten zwei Jahren erreichen wollen? Welche Ziele haben Sie für die kommenden fünf Jahre ins Auge gefasst? Wissen Sie, wie Ihr Leben in zehn Jahren aussehen soll?

Auf die Frage nach ihren Zielen haben die wenigsten Menschen eine klare Antwort. Viel leichter fällt es ihnen zu sagen, was sie *nicht* oder *nicht mehr* wollen. »Ich will nicht mehr so träge sein«, »Ich will keine Geldsorgen mehr haben«, »Ich will meinen Job nicht mehr machen« oder »Ich will nicht mehr in Deutschland leben« sind alles Sätze, die wir sehr häufig hören. So kann man aber nie ein Ziel erreichen – weil man nämlich keines hat. Denn wer zu solchen Formulierungen greift, ist in seiner Gedanken- und Gefühlswelt vollauf mit dem befasst, was er hinter sich lassen möchte, und stellt damit sicher, dass er seinen bisherigen Zustand beibehält und zementiert.

Was aber würde wohl passieren, wenn ein Kapitän den Kurs seines Schiffes mit »weg von Hamburg« bestimmen würde? Glauben Sie wirklich, dass es ihm auf diese Weise gelingt, irgendwann einmal abzulegen? Wohl kaum.

Dem universellen Gesetz der Anziehung zufolge bekommt jeder das, womit er sich beschäftigt, was er also mit besonderer Energie versorgt. Bei den meisten ist das der derzeitige Mangelzustand. Wer also ständig über die Misere redet und jammert, in der er sich befindet, ver(sch)wendet einen Großteil seiner Energie genau auf den Zustand, den er eigentlich nicht mehr will.

Fangen Sie also lieber an, über das zu sprechen, was Sie gerne hätten, sein oder besitzen würden. Beginnen Sie, Ihre

Energien auf einen – *den* – Zustand zu konzentrieren, der Ihren Wünschen entspricht.

Genau, wie das Schiff unseres Kapitäns im Hafen von Hamburg bleibt, solange er nicht weiß, wo er hinwill und welchen Kurs er einschlagen muss, müssen auch Sie zunächst die Richtung genau kennen, in die Sie sich bewegen möchten. Will heißen: Sie müssen Ihr Ziel (den von Ihnen angestrebten Zustand) klar benennen können und es dann – volle Kraft voraus – ansteuern.

Das Ziel zu benennen heißt: genau sein. Um auf dem Schiff des Kapitäns zu bleiben, sollte als Endstation seiner Fahrt also nicht »Amerika« festgesetzt werden, sondern New York (oder welche Hafenstadt des Kontinents auch immer).

In unseren Seminaren hören wir bei der Zielbestimmung immer wieder Gemeinplätze wie »Ich will mehr Geld haben«, »Ich will im Ausland leben« oder »Ich möchte finanziell unabhängig sein«. Das wäre ungefähr so, als wenn Sie einem Versandhaus schreiben, sie sollen Ihnen irgendeine Hose schicken. Zu Recht erwartet man von Ihnen, dass Sie Größe, Farbe, Schnitt und Material der Hose angeben. Was beim Versandhaus selbstverständlich ist, gerät bei der Zielformulierung in Vergessenheit. Sie müssen bei der Angabe von Zielen genau sein. Geben Sie exakt an, wie viel Geld Sie netto verdienen wollen, wo genau Sie im Ausland leben wollen, wie hoch die Summe auf Ihrem Konto sein soll, die Ihnen finanzielle Unabhängigkeit sichert.

Ihr Ziel muss also ebenso klar wie konkret formuliert sein. Geben Sie zudem einen genauen Zeitpunkt an, bis wann Sie Ihr Ziel erreicht haben wollen.

Bevor wir das Klopfen und damit unsere MET-Ziele-arbeit kannten, hatte Rainer auf Anregung in einem Buch ein Ziel formuliert, aufgeschrieben und, getreu den Anweisungen, nie mehr angesehen. Eines Tages, wir lebten bereits auf Mallorca, fiel ihm dieses Buch wieder in die Hände und er las mit erstauntem Gesichtsausdruck aus dem Buch seine Zielformulierung von 1988. Dort stand: »1995 Auswanderung nach Mallorca.« Er hatte das völlig vergessen! Auch ohne Klopfen war dieses Ziel Realität geworden, weil es seinem tiefsten Herzenswunsch, seinem Sehnen und seiner ganzen Leidenschaft entsprach. Es war eine klare, eindeutige, positive Aussage, die aus dem Herzen kam und zudem mit unseren gemeinsamen Vorstellungen übereinstimmte.

Gerne werden auch Formulierungen wie »Ich will«, »Ich möchte«, »Ich werde« oder »Ich wünsche« verwendet. Mit derartigen Formulierungen bleiben Sie beim Wollen, Möchten (Möchtegern), Werden oder Wünschen, wie es treffend in diesem Witz zum Ausdruck kommt: »*Ich möchte mal Millionär werden, wie mein Vater!*« »*Toll, dein Vater war Millionär?*« »*Nee, aber er wollte es auch immer werden.*«

Wichtig ist, dass Sie einen Endzustand in der Gegenwartsform benennen. Sie tun sozusagen so, als wenn Sie das Ziel schon erreicht haben.

Zusammengefasst setzt die Zielearbeit mit MET voraus:

– Das Ziel beschreibt den angestrebten Endzustand. Es muss positiv und sprachlich in der Gegenwartsform formuliert sein.

– Das Ziel muss klar, eindeutig und damit überprüfbar sein. Wenn es mit Geld zu tun hat, sollte der angestrebten Summe das Wort *»mindestens«* vorangestellt werden.

– Das Ziel muss mit einer genauen Zeitangabe versehen sein, bis zu dem es *spätestens* erreicht sein wird.

– Ihr Ziel muss realistisch sein. Es ergäbe zum Beispiel wenig Sinn, sich vorzunehmen: »Ab morgen verdiene ich mit meiner Beratungstätigkeit eine Million Euro pro Tag.« Realistischer wäre etwa: »In fünf Jahren habe ich ein Beratungsinstitut mit drei Partnern und fünfzehn Mitarbeitern aufgebaut. Der Jahresumsatz beträgt mindestens zwanzig Millionen Euro.« Unrealistisch wäre es auch, sich vorzunehmen, als Reinigungskraft ein Jahreseinkommen von einer Million zu erzielen. Wer mit einer solchen Tätigkeit einen derart hohen Umsatz erzielen will, wird schon eine pfiffige Geschäftsidee entwickeln und auch andere davon überzeugen müssen. Mit anderen Worten: Geleisteter Einsatz und erwarteter Profit müssen in einem realistischen Verhältnis zueinander stehen.

Besonders wichtig und in ihrer Bedeutung gar nicht zu überschätzen sind auch die beiden hier zuletzt genannten Merkmale:

– Das Ziel soll einem Herzenswunsch Ausdruck verleihen.

– Es soll ethisch/moralischen Grundsätzen entsprechen.

Von Traumtänzern und Zielmanagern

»Ich hätt so gern 'ne Million auf dem Konto«, »In Südfrankreich zu leben – ja, das wäre was!«Viele Menschen haben solche Träume. Fragt man dann, wie sie diesen Traum verwirklichen wollen, kommt das große Aber: »In der Provence ist das Leben doch viel zu teuer«, »Dann müsste ich ja meinen Job aufgeben«, »Jetzt geht das noch nicht, später vielleicht mal, wenn die Kinder aus dem Haus sind«. Träume sind, wie man so schön sagt, Schäume – nicht mit Zielen zu verwechseln. Und allein der Traum vom Wohlstand macht noch nicht reich.

Die beiden folgenden Sätze verdeutlichen den Unterschied zwischen Traum und Ziel:

Traum: »Mein Traum wäre es, irgendwann einmal im Süden zu leben.«

Ziel: »Spätestens 2012 lebe ich in Avignon.«

Träume und Visionen bleiben so lange Träume und Visionen, bis wir sie als konkrete Ziele ausgedrückt haben. Viele träumen, wollen aber gar nicht, dass die Träume Realität werden.

Ein Ziel ist insofern ein Prüfstein, ob ich den Traum, die Vision wirklich erreichen will. Das Zieleklopfen holt Ihren Traum in die Realität und verpflichtet Sie, konkrete irdische Schritte zu unternehmen, Ihr Ziel auch zu erreichen. So werden Sie vom Traumtänzer zum Zielmanager.

Das Besondere an der MET-Zielearbeit besteht darin, dass sie sich nicht darauf beschränkt, Ziele zu formulieren und an ein Wunder glauben.Vielmehr geht es darum, all die inneren Widerstände zu erkennen, die Sie unbewusst davon abhalten, den von Ihnen angestrebten Erfolg zu erzielen: alte Glaubenssätze, Überzeugungen und negative Gefühle.

Wenn Sie beispielsweise das Ziel haben, in Südeuropa leben zu wollen, kann es sein, dass Sie Ihr Ziel deshalb nicht erreichen werden, weil Ihre unterschwelligen Ängste (Angst, meine Heimat zu verlassen. Angst, meinen Freundeskreis aufzugeben. Angst vor dem Unbekannten etc.), Glaubenssätze (Das schaffe ich sowieso nicht. usw.) viel stärker sind als Ihr Ziel und damit verhindern, dieses zu erreichen. Denn Sie geben letztlich damit die meiste Energie (Gefühle und Gedanken) auf die Zweifel und Ängste und nicht auf das Erreichen Ihres Zieles.

Mithilfe von MET können Sie jede Blockade und jeden Stolperstein, die Sie auf Ihrem Weg behindern, auflösen. Wenn Sie sich diesem Prozess mit aller Konsequenz widmen, gibt es danach nichts mehr, was Sie vom Erreichen Ihres Zieles trennt.

Denn die Zielearbeit mit MET ist nicht zuletzt deshalb so kraftvoll, weil sie Ihre Gefühle und Gedanken mit dem in Einklang bringt, was Sie sich vornehmen. Nach dem Klopfen ist das Ziel, das Sie erreichen wollen, in Ihrer inneren Welt ausschließlich positiv besetzt. Sie befinden sich in vollkommener positiver Resonanz mit Ihrem Ziel.

Vom Traum zum Ziel

Lassen Sie uns nach so viel Theorie das bisher Gesagte an einem Beispiel verdeutlichen. Nehmen Sie sich bitte ausreichend Zeit, und zwar vor allem erst einmal für das Formulieren Ihrer Ziele, aber natürlich auch für den eigentlichen Klopfprozess.

Im folgenden Beispiel soll es um die Erhöhung Ihres Nettovermögens gehen. Aber Geld ist ja bekanntlich nicht alles. Und damit das finanzielle Ziel, das Sie sich stecken, nicht in Widerspruch zu anderen wichtigen Bereichen Ihres Lebens gerät, sollten Sie bei Ihrer Planung auch diese berücksichtigen. Sie formulieren also:

1. Ihre finanziellen Ziele (z.B. die Erhöhung Ihres Nettovermögens)
2. Ihre beruflichen Ziele (z.B. Weiterbildung, Spezialisierung, Neuorientierung)
3. Ihre persönlichen/privaten Ziele (z.B. in Bezug auf den Partner, Kinder, Wohnort oder auch Schritte zur Persönlichkeitsentwicklung)

In allen drei Bereichen unterscheiden wir zwischen *kurzfristigen* Zielen (zu erreichen innerhalb der nächsten zwei Jahre), *mittelfristigen* (fünf bis sieben Jahre) und *langfristigen* Zielen (die in zehn bis 15 Jahren zu verwirklichen sind).

Bevor Sie konkrete Ziele formulieren, schreiben Sie bitte vorbereitend Ihre Träume und Visionen auf. Tun Sie dabei so, als würde Ihnen eine gute Fee nicht nur drei Wünsche erfüllen wollen, sondern alles, was Ihnen so vorschwebt. Denken Sie (speziell bei der langfristigen Planung) auch an Ihre Kindheit zurück und an die Wünsche, die Sie damals im Herzen hatten. Was war Ihr Traumberuf? Wo wollten Sie schon immer leben? Womit wollten Sie sich schon immer beschäftigen? Was wollten Sie schon immer machen? Daraus leiten Sie dann Ihre Zielsätze ab. Bei der schriftlichen Fixierung insbesondere Ihrer beruflichen und persönlichen Ziele wird Ihnen klar werden, ob Sie das, was Sie sich notiert haben, auch wirklich praktisch umsetzen wollen. Wir haben es ja bereits erwähnt: Es könnte zum Beispiel sein, dass Sie schon seit Jahren davon träumen, in den Süden auszuwandern. Beim Aufschreiben merken Sie plötzlich, wie sehr Sie im Grunde Ihres Herzens an Ihrer Heimat hängen und dass Sie sie eigentlich gar nicht verlassen mögen. Daraus könnte sich ein ganz anderes Ziel ergeben: statt auszuwandern möglicherweise die Suche nach einem Ferienhaus.

Ähnlich ist es mit den beruflichen Zielen. Hier kann es sein, dass Sie ein berufliches Ziel haben, was mit Aufstiegschancen und einem hohen Einkommen in Verbindung gebracht wird. Beim Aufschreiben wird Ihnen aber deutlich, dass Ihr Herz zu einer ganz anderen beruflichen Entwicklung tendiert. In einem solchen Fall sollten Sie sich *immer* für Ihr Herz entscheiden.

Ein Wort noch für diejenigen unter Ihnen, die in einer Partnerschaft/Ehe leben: Im ersten Schritt formuliert jeder seine Ziele für sich allein, gerade auch die langfristigen. Danach jedoch sollten Sie Ihre Aufzeichnungen unbedingt miteinander vergleichen. Wenn Ihre Visionen in dieselbe Richtung gehen, stehen Ihre Chancen ausgesprochen gut: Mit vereinten Kräften können Sie alles, was Sie sich vornehmen, umso besser und schneller erreichen. Sollten Ihre Ziele jedoch erheblich voneinander abweichen, brauchen Sie gar nicht erst anfangen, sie zu beklopfen. Wenn ein Partner z.B. als langfristige Perspektive ins Auge fasst, nach Australien auszuwandern, der andere jedoch in sein Traumland Norwegen gehen möchte, wird keiner von beiden seinem Ziel näherkommen – jedenfalls dann nicht, wenn sie als Paar zusammenbleiben wollen. Unter solchen Umständen gibt es nur eine Lösung: ein gemeinsames langfristiges Ziel zu entwickeln, das beiden gleichermaßen aus dem Herzen spricht.

Die größte Kraft entsteht, wenn zwei Menschen, die einander eng verbunden sind, ein Ziel gemeinsam verfolgen. Unsere Bücher z.B. konnten nur entstehen, weil wir unsere Energien zusammengetan haben. Als wir 1986 heirateten, bestand eines unserer wichtigsten langfristigen Ziele darin, dass wir innerhalb eines Zeitraums von höchstens zehn Jahren auf beruflichem Gebiet zusammenarbeiten wollten. 1993 war dieses Ziel erreicht und hat seine Krönung in der Entwicklung und Verbreitung der Klopftherapie MET gefunden. Bisherige Bilanz: drei Firmen in drei Ländern, fünf Bücher, eine DVD, ein MET-Kartenset sowie intensive gemeinsame Seminartätigkeit (über 12 000 Seminarteilnehmer in fünf Jahren). Nach unseren Erfahrungen können wir also jedem Paar nur empfehlen, die Kräfte zu bündeln, gemeinsame Visionen und gemeinsame langfristige Ziele zu entwickeln und diese aus den Bewusstseinsebenen der Begeisterung und Liebe umzusetzen. Das befruchtet die Beziehung und bereichert die Welt.

Zurück zur Formulierung Ihrer Träume, Wünsche und

Visionen. Beginnen Sie jeden Ihrer Sätze mit »Mein Traum ist, …«, »Mein Wunsch ist, …«; »Meine Vision ist, …« oder »Ich möchte …«. (Im vorbereitenden Stadium der Zielsetzung dürfen Sie noch »möchten«, da es Sie in Kontakt mit Ihren tiefsten inneren Bedürfnissen bringt.)

Beim Niederschreiben dieser Wünsche und Visionen können Sie die Punkte 1 bis 6 beklopfen oder auch nur die Punkte 6.

Übrigens ist es an dieser Stelle durchaus möglich, dass Ihnen beim besten Willen nichts einfällt, was Sie aufschreiben könnten, weil Sie schon lange keine Träume, Wünsche und Visionen mehr haben. Dann beklopfen Sie eben dieses.

Mögliche Klopfsätze:
- »Ich habe keine Träume/Visionen/Wünsche mehr.«
- »Meine Trauer/mein Frust/mein Ärger/meine Resignation, dass ich keine Träume/Visionen/Wünsche habe.«

Dies machen Sie so lange, bis Sie wieder Zugang zu Ihrer Vorstellungskraft haben.

Nachdem Sie auf finanziellem, beruflichem und privatem Gebiet all Ihre Wünsche, Träume, Visionen aufgeschrieben haben, bilden Sie daraus Zielsätze, die den auf Seite 162 f. beschriebenen Merkmalen entsprechen. Hier ein Beispiel:

Kurzfristiges Ziel auf finanziellem Gebiet:
Bis spätestens … (hier ein Datum innerhalb eines Zeitraums von maximal zwei Jahren einsetzen) beträgt mein Nettovermögen € 1 Mio., und ich kann dieses stetig steigern.

Kurzfristiges berufliches Ziel:

»Bis spätestens ... (hier ein Datum innerhalb der nächsten zwei Jahre einsetzen) arbeite ich als ... und habe ein monatliches Nettoeinkommen von mindestens X Euro (Betrag einsetzen), das ich stetig steigern kann.«

Kurzfristiges privates Ziel:

»Bis spätestens ...(hier ein Datum innerhalb der nächsten zwei Jahre einsetzen) wohne ich in ... (Stadt und/oder Stadtteil) in einer XXX Quadratmeter großen Wohnung zu einem maximalen Mietpreis von X Euro (Betrag einsetzen).«

Mittelfristiges Ziel auf finanziellem Gebiet:

»Bis spätestens ... (hier ein Datum innerhalb der nächsten fünf bis sieben Jahre einsetzen) verzeichnet mein Unternehmen einen Jahresgewinn von mindestens einer halben Million Euro, den ich stetig steigern kann.«

Mittelfristiges berufliches Ziel:

»Bis spätestens ... (hier ein Datum innerhalb der nächsten fünf bis sieben Jahre einsetzen) bin ich Geschäftsführer meiner eigenen GmbH und habe ein monatliches Nettoeinkommen von mindestens X Euro (Betrag einsetzen), das ich stetig steigern kann.«

Mittelfristiges privates Ziel:
»Bis spätestens ...(hier ein Datum innerhalb der nächsten fünf bis sieben Jahre einsetzen) lebe ich mit meiner Familie in der Toskana in unserem eigenen Landhaus.«

Langfristiges Ziel auf finanziellem Gebiet:
»Bis spätestens ... (hier ein Datum innerhalb der nächsten zehn bis fünfzehn Jahre einsetzen) beträgt mein Nettovermögen mindestens fünf Millionen Euro, und ich kann dieses stetig steigern.«

Langfristiges berufliches Ziel:
»Bis spätestens ... (hier ein Datum innerhalb der nächsten zehn bis fünfzehn Jahre einsetzen) ist mein Unternehmen in fünf Ländern aktiv und erzielt einen Jahresgewinn von mindestens X Euro (Betrag einsetzen), den ich stetig steigern kann.«

Langfristiges privates Ziel:
»Bis spätestens ...(hier ein Datum innerhalb der nächsten zehn bis fünfzehn Jahre einsetzen) leite ich ein humanitäres Projekt zur Betreuung von ....«

Und so gehen Sie konkret vor

Ihr weiteres Vorgehen möchten wir jetzt am Beispiel Ihres kurzfristigen Zieles auf finanziellem Gebiet illustrieren.

Ihr Zielsatz lautet:

● »Bis spätestens ... (hier steht ein Datum innerhalb der nächsten zwei Jahre) beträgt mein Nettovermögen mindestens eine Million Euro, und ich kann dieses stetig steigern.«

Diesen Satz sprechen Sie laut aus und achten dabei darauf, zu wie viel Prozent Sie davon überzeugt sind, dass Sie Ihr Ziel erreichen (null Prozent heißt: überhaupt nicht; hundert Prozent: voll und ganz). Sollten Sie unterhalb der Hundertprozentmarke liegen, können Sie davon ausgehen, dass bei Ihnen Glaubenssätze, Ängste und Zweifel am Werk sind, die Sie daran hindern, Ihr Ziel zu erreichen.

Wir haben noch nie jemanden erlebt, der – aufrichtige Selbsteinschätzung vorausgesetzt –, von Anfang an hundertprozentig daran geglaubt hat, dass er sein Ziel innerhalb des genannten Zeitraumes erreichen würde. Sollte dies also bei Ihnen der Fall sein, wäre eine gute Portion Skepsis durchaus angebracht. Es reicht nicht aus, den Zielsatz einfach zu formulieren und so zu tun, als ob man voll und ganz dran glaube. Dann ist mit Sicherheit Ihr Verstand federführend.

a) Hindernisse aus dem Weg räumen

Angenommen, Ihre Selbsteinschätzung liegt bei achtzig Prozent. Das ist zwar schon eine ganze Menge, aber so ganz überzeugt, dass Sie Ihr Ziel erreichen, sind Sie eben doch nicht. Gehen Sie daher jetzt gleich auf die Suche nach den Zweifeln, Ängsten und Glaubenssätzen, die Ihnen im Weg stehen, und lösen Sie sie nach der Ihnen nun schon wohlvertrauten Methode auf. Als mögliche Themen, die Sie mit MET bearbeiten sollten, kommen z.B. infrage:

Ängste:
- »Meine Angst, das in der kurzen Zeit nicht zu schaffen.«
- »Meine Angst zu versagen.«
- »Meine Angst, mein Ziel nicht zu erreichen.«
- »Meine Angst, mein Ziel zu erreichen.«
- »Meine Angst vor dem Erfolg.«
- »Meine Angst vor dem Neid der anderen.«

Zweifel:
- »Mein Zweifel, dass ich das mit meinen Fähigkeiten schaffe.«
- »Meine Zweifel, dafür nicht genügend Potenzial zu haben.«
- »Meine Zweifel, das in der kurzen Zeit zu schaffen.«
- »Mein Zweifel, mein Ziel zu erreichen.«

Hinderliche Glaubenssätze:

- »Das schaffe ich nie.«
- »Das habe ich gar nicht verdient.«
- »Das ist unmöglich.«
- »Das kann ich mir gar nicht vorstellen.«

Wenn Sie alle Blockaden aufgelöst haben, sprechen Sie Ihren Zielsatz, in unserem Beispiel also

- »Bis spätestens ... (hier steht ein Datum innerhalb der nächsten zwei Jahre) beträgt mein Nettovermögen, das ich stetig steigern kann, mindestens eine Million Euro«

noch einmal laut aus und prüfen, zu wie viel Prozent Sie *jetzt* daran glauben, dass Sie Ihr Ziel erreichen. Sollten Sie nun bei neunzig Prozent liegen, finden Sie heraus, was Sie *jetzt* daran hindert, mit hundertprozentiger Sicherheit davon überzeugt zu sein. Beklopfen Sie auch jetzt wieder alle blockierenden Gefühle und Glaubenssätze. Sprechen Sie Ihren Zielsatz dann ein weiteres Mal laut aus. Wiederholen Sie diesen Prozess so lange, bis Sie hundertprozentig daran glauben, dass Sie Ihr Ziel erreichen. Je näher Sie der Zielmarke von hundert Prozent kommen, desto mehr Freude und Zuversicht werden Sie empfinden, wenn Sie an Ihr künftiges Nettovermögen denken.

b) Zielsatz einklopfen
Sobald Sie hundertprozentig überzeugt sind, beklopfen Sie nacheinander die sechs Punkte und sprechen dabei Ihren

Zielsatz pro Klopfpunkt einmal laut aus. Sollten sich dabei erneut Ängste oder hinderliche Glaubenssätze einstellen, werden diese wieder beklopft, bis sie auf null sind. Dann fahren Sie mit dem Einklopfen des Zielsatzes in die sechs Punkte fort.

c) Film erstellen

Nachdem Sie nunmehr Ihr Ziel in Ihr System eingeklopft haben, ist sichergestellt, *dass* das Ziel für Sie und Ihr Unterbewusstsein 100 % stimmig ist. Jetzt geht es darum, *wie* Sie Ihr Ziel erreichen. Deshalb können Sie jetzt beginnen, die Zeitspanne zwischen dem gegenwärtigen Moment und dem Termin, den Sie sich gesetzt haben, mit Bildern, Klängen, Gerüchen und Empfindungen zu füllen.

Dafür schließen Sie bitte für drei bis fünf Minuten die Augen, beklopfen dabei die Punkte 6 und stellen sich mit all Ihren Sinnen, dem Sehen, Riechen, Schmecken, Hören und Fühlen vor, was von diesem Augenblick an notwendig ist, um Ihr Ziel zu erreichen. Stellen Sie sich alles so genau wie möglich vor. Sehen Sie sich, wie Sie bestimmte Sachen erledigen, wie Sie mit Leuten reden, wie Sie Entscheidungen fällen, welche Schritte Sie unternehmen, bis Sie Ihr Ziel erreicht haben. Machen Sie das so ausführlich, so fantasievoll wie möglich. Ihr innerer Film sollte drei bis fünf Minuten dauern. Dann öffnen Sie die Augen wieder. Schätzen Sie jetzt ein, zu wie viel Prozent Sie davon überzeugt sind, dass sich alles genau so abspielen wird, wie Sie es sich gerade vorgestellt haben. Achten Sie genau darauf, an welchen Stellen Ihres inneren Filmes Ihre Vorstellungskraft noch nicht reicht oder Ängste, Bedenken oder Zweifel auftauchen. Diese beklopfen Sie wieder nach dem bekannten Muster – so lange, bis Sie zu hundert Prozent an die Realisierung Ihres Films glauben.

d) Film klopfen

Schließen Sie dann erneut die Augen, lassen Sie Ihren Film vor Ihrem geistigen Auge ablaufen und beklopfen Sie dabei die 6 Klopfpunkte (Filmanfang = Klopfpunkt 1, Filmende = Klopfpunkt 6). Sie können diesen Vorgang gern je nach Bedarf wiederholen. Dabei werden Sie feststellen, dass Ihr Film immer glaubhafter und realistischer wird und immer mehr Freude bei Ihnen auslöst.

Sollten zwischendurch wieder irgendwelche Ängste oder Zweifel aufkommen, lösen Sie sie bitte immer wieder durch Beklopfen auf.

Nachdem Sie Ihr erstes kurzfristiges Ziel – die Steigerung Ihres Nettovermögens – erfolgreich bearbeitet haben, fahren Sie fort, indem Sie auch Ihre kurzfristigen Pläne auf beruflichem und privatem Gebiet beklopfen. Wann immer Sie das Bedürfnis haben und für Sie die Zeit reif ist, wenden Sie sich Ihren mittel- und langfristigen Zielen zu.

Wenn Sie sich erst einmal von der Kraft der MET-Zielearbeit überzeugt haben, wird diese eine feste Größe in Ihrem Leben sein. Denn mit dieser Technik haben Sie ein kraftvolles Werkzeug, im wahrsten Sinne des Wortes, in Händen, um Ihrem Leben die Richtung zu geben, die Sie wünschen, und um Ihre Ziele auch zu erreichen.

Zehn Experimente, die Ihre Finanzwelt verändern können

Um Ihr Bewusstsein dafür zu schärfen, inwieweit Sie im Hinblick auf Geld und Wohlstand noch in Resonanz mit Armuts- und Mangeldenken sind und um diesbezüglich eventuell noch vorhandene negative Glaubenssätze und Gefühle aufzuspüren, möchten wir Ihnen in diesem Kapitel zehn Experimente vorstellen. Diese werden Ihnen helfen, wahrzunehmen, in welchem Maße Sie sich auf den Mangel konzentrieren statt auf den Überfluss, sodass Sie anschließend durch Beklopfen Ihre Gefühle und Gedanken so ausrichten können, dass sie Fülle und Reichtum anziehen. Sie können diese Experimente so oft wiederholen, wie Sie Lust haben und bis Sie sich die Welt des Wohlstands und des Luxus richtig einverleibt haben. Beklopfen Sie vor jedem Experiment alle eventuell auftretenden negativen Gefühle.

Experiment Nr. 1 – Karte oder Bares

Zahlen Sie eine Woche lang, wann immer es möglich ist, mit EC- oder Kreditkarte. Nehmen Sie alle eventuellen unangenehmen Gefühle und Überzeugungen wahr, die in diesem Zusammenhang auftreten, und beklopfen Sie sie.

In der darauffolgenden Woche zahlen Sie bar, wann immer es möglich ist. Nehmen Sie wahr, wie sich das anfühlt, und klopfen Sie alle unangenehmen Gefühle, bis Sie sich mit Bargeldzahlungen wohlfühlen und auf diese sinnliche Erfahrung nicht mehr verzichten wollen.

Experiment Nr. 2 – Umgang mit Bargeld

Gehen Sie mit unterschiedlich hohen Geldbeträgen im Portemonnaie aus dem Haus. Haben Sie sich bisher nicht getraut, mehr als fünfzig Euro mit sich herumzutragen, fangen Sie mit hundert Euro an. Steigern Sie die Beträge nach und nach, bis Sie sich auch mit tausend oder mehr Euro in der Tasche ganz locker und entspannt fühlen. Wie ist die Vorstellung, mit hundert Euro aus dem Haus zu gehen? Welche Gefühle werden dadurch ausgelöst? Haben Sie vielleicht Angst, das Geld zu verlieren oder bestohlen/überfallen zu werden? Finden Sie es unverschämt oder anmaßend, mit »so viel« Geld unterwegs zu sein? Spüren Sie, wie sich die unterschiedlichen Beträge, die Sie bei sich haben, anfühlen? Verändern Sie Ihr Auftreten in der Öffentlichkeit? Und wenn ja, wie?

Experiment Nr. 3 – Die Welt der Reichen und Schönen

Stellen Sie sich vor, Sie gehen in die Bar oder das Restaurant eines 5-Sterne-Hotels und nehmen Sie dort etwas zu sich. Was löst der Gedanke daran bei Ihnen aus? Angst, Scham oder andere negative Gefühle? Haben Sie vielleicht das Empfinden, es nicht wert zu sein, sich in einer solchen Umgebung zu bewegen? Oder halten Sie es für dekadent oder unnötig? Alles wird geklopft, bis Sie bei der Vorstellung, ein Luxushotel aufzusuchen, Freude empfinden und es kaum noch erwarten können, sich den Aufenthalt in einem so edlen Ambiente zu gönnen. Wenn Sie dann im Restaurant oder in der Bar angekommen sind und Ihre Bestellung aufgegeben haben, spüren Sie, was das bei Ihnen auslöst. Wie fühlt es sich an, in dieser luxuriösen Umgebung zu sitzen oder an der Bar zu stehen? Welche Gefühle löst es bei Ihnen aus, reiche Menschen in ihrer natürlichen Umgebung zu beobachten? Vielleicht Verachtung, Abscheu, Neid oder Ähnliches? Das beklopfen sie entweder sofort, wenn Sie sich trauen, oder Sie schreiben es auf und klopfen später zu Hause. Sollten Gedanken auftauchen wie »Zu dieser Welt werde ich nie Zugang finden« oder »Mir wäre das peinlich, wenn ich so reich wäre« oder »Mir wäre es unangenehm, wenn mich hier jemand sehen würde«, so beklopfen Sie diese ebenfalls gleich oder später zu Hause. Als Steigerung können Sie sich bei Ihrem nächsten Besuch im Luxushotel die Präsidentensuite zeigen lassen und nach dem Preis fragen.

Experiment Nr. 4 – teure Boutiquen

Wenn bisher Sonderangebote, Wühltische und Second-handläden Ihre Welt waren, wird es Zeit, dass Sie Ihren Horizont auch auf diesem Gebiet erweitern. Gehen Sie in eine richtig teure Boutique. Ruft diese Idee bei Ihnen Angst, Panik, Scham, Minderwertigkeitsgefühle aus? Oder Gedanken wie: »Das ist doch völlig unnötig! Wenn ich das billiger haben kann, wieso soll ich dann so viel Geld ausgeben«? Klopfen Sie bitte alles, bis Sie mit frischem Mut die Schwelle einer Edelboutique oder eines eleganten Herrenausstatters überschreiten können. Im Geschäft schauen Sie sich dann bitte das Warenangebot genau an. Welche emotionalen Reaktionen lösen die Preise bei Ihnen aus? Nehmen Sie alles genau wahr, all Ihre Gefühle und Gedanken. Sind diese einengend und begrenzend, dann klopfen Sie zu Hause, bis hohe Preise für Kleidung bei Ihnen keinerlei Schock mehr auslösen und € 500,00 für einen Rock oder einen Pullover auch nicht aufregender sind als € 50,00. So lange, bis Sie es sich wert sind, kostbare Kleidung zu tragen.

Im zweiten Schritt nehmen Sie sich vor, sich tatsächlich ein edles Kleidungsstück zu gönnen. Löst diese Idee Angst, Empörung, Panik bei Ihnen aus? Bitte alles klopfen, bis Sie bei dem Gedanken an ein teures Teil nichts als (Vor-)Freude verspüren. Bis Sie es sich wert sind, Ihren Körper in edles Design zu hüllen. Gehen Sie wieder in eine Boutique, suchen Sie sich etwas aus und kaufen Sie es. Aber keinen Schal, weil der so günstig ist. Nein, schauen Sie bei den Hosen, Blusen/Hemden, Röcken, Kleidern oder Schuhen.

Wie fühlt sich das an? Nehmen Sie Ihre Gefühle und Gedanken wieder ganz genau wahr und klopfen Sie sie, sobald Sie daheim sind. Vielleicht löst der Kauf von etwas so »sündhaft« Teurem Scham- oder Schuldgefühle aus? Oder Angst vor der Reaktion Ihrer Familie?

Experiment Nr. 5 – der inneren Lust folgen

Sie sind im Restaurant. Nach welchen Kriterien wählen Sie normalerweise aus, was Sie bestellen? Nach der Menge der Kalorien, nach Lust und Laune oder nach der rechten Spalte der Speisekarte? Sollte Letzteres der Fall sein, ist dieses Experiment wie für Sie gemacht: Gehen Sie mal schick essen, in einem der feineren Restaurants. Wenn Sie dann die Speisekarte in der Hand halten, verdecken Sie bitte die Spalte mit den Preisen und wählen die Gerichte ausschließlich nach Ihrer Lust, Ihrem aktuellen Bedürfnis. Wonach ist Ihnen gerade? Worauf haben Sie Appetit? Und jetzt achten Sie bitte darauf, wie es sich anfühlt, den Preis nicht zu kennen. Ganz schön ungewohnt, nicht wahr? Notieren Sie sich alle Gefühle und beklopfen Sie diese jetzt oder später, wenn Sie allein sind. Und natürlich halten Sie auch den Moment fest, in dem Ihnen die Rechnung präsentiert wird. Wie fühlt sich das an? Klopfen Sie alle auftauchenden negativen Gefühle wie Angst, Scham, Schuldempfinden, aber auch jeden eventuell einengenden Glaubenssatz, der sich bemerkbar macht.

Experiment Nr. 6 – die glitzernde Welt des Luxus

Kennen Sie diese wunderschönen Luxusmagazine über Golf, Mode und Lifestyle, Immobilien, Autos etc.? Nein? Na, dann wird es aber Zeit, dass Sie sich Zugang zu diesem Teil unserer Welt verschaffen. Gehen Sie in ein entsprechend sortiertes Zeitschriftengeschäft und kaufen Sie sich eines dieser hochglänzenden Magazine. Vielleicht mit schönen Immobilien oder Luxusgütern oder den edelsten Hotels der Welt. Nehmen Sie zunächst genau wahr, was der Gedanke an dieses Experiment auslöst.Vielleicht Reaktionen wie »So ein Quatsch, ist doch völlig unnötig« oder »Wozu soll das gut sein?« oder »Was habe ich damit zu schaffen« oder »Das ist doch gar nicht meine Welt«. Klopfen Sie alle Gedanken, die Sie von dieser wunderschönen Luxuswelt trennen, bis Sie ein derartiges Magazin frohen Herzens erwerben können. Und nun fangen Sie an zu blättern. Na, wie fühlt es sich an, die Welt des Luxus zu betrachten? Was löst das bei Ihnen aus? Verachtung, Neid, Wut, Resignation? Notieren Sie alles und beklopfen Sie es nach bewährter Manier, bis Sie völlig begeistert sind von Schönheit und Überfluss.

Experiment Nr. 7 – Lust auf ein neues Auto?

Wie wäre es mit einem Jaguar, einem Bentley oder Porsche? Oder vielleicht sogar einem Maybach? Geht nicht? Muss ja auch (noch) nicht sein.Aber die Idee daran ist doch schon mal gut, oder? Gehen Sie in ein entsprechendes Autohaus, lassen Sie sich die Wagen vorführen, spüren Sie sich dabei, lassen Sie die Extraklasse auf sich wirken. Klopfen Sie bitte schon im Vorwege alles an Aufregung, Scham oder anderen negativen Gefühlen, die bei dem Gedanken auftreten, ein derartiges Autohaus aufzusuchen, bis Sie es als völlig normal betrachten, dort hinzugehen. Und bis Sie es genießen, in einem solchen Wagen zu sitzen und eine Probefahrt zu machen.

Experiment Nr. 8 – Geben und Nehmen

Sie kennen doch sicher auch den Spruch »Geben ist seliger denn nehmen«? Nun, das finden wir überhaupt nicht. Warum sollte Geben moralisch höher stehen als Nehmen? Damit der Geldfluss im Gleichgewicht ist, müssen Geben und Nehmen im Gleichgewicht sein. Stellen Sie sich vor, alle wollten immer nur geben und keiner sei bereit zu nehmen. Probieren Sie es aus: Beobachten Sie sich beim nächsten Mal, wenn Sie etwas geben. Aus welchem Motiv heraus tun Sie es? Geben Sie aus Freude oder aus Schuldgefühl? Erwarten Sie etwas für Ihre Gabe? Klopfen Sie alle Schuld, Scham, Erwartung, bis Freude am Geben Ihr Motiv ist und Sie keinerlei Gegenleistung erwarten.

Beobachten Sie sich auch beim Nehmen. Wie fühlen Sie sich, wenn Sie etwas bekommen, sei es ein Kompliment, ein Geschenk, eine Aufmerksamkeit? Sind Sie glücklich oder fühlen Sie sich schuldig, schämen Sie sich, ist es Ihnen peinlich oder lehnen Sie die Gabe gar ab (»Da nicht für«,

»Das ist doch nicht der Rede wert«, »Womit habe ich das denn verdient?«)? Klopfen Sie alles, was Sie daran hindert, sich über das, was Ihnen jemand gibt, zu freuen und es dankbar anzunehmen. Klopfen Sie so lange, bis Sie in Freude und Dankbarkeit (an)nehmen können und es sich auch wert sind, etwas zu bekommen.

Experiment Nr. 9 – Spenden

Wenn man viel besitzt, ist es mit Sicherheit edel, etwas davon abzugeben und zu spenden. Die Frage ist nur, aus welchen Motiven heraus man es tut, sei es bei einem Bettler auf der Straße oder im größeren Stil für Hilfsprojekte. Spüren Sie ganz genau nach, warum Sie spenden. Liegt es an dem Schuldgefühl, dass es Ihnen so gut geht? Ist es Mitleid (=Verachtung) gegenüber dem Empfänger der Spende? Ein schlechtes Gewissen vielleicht oder Scham? Möglicherweise spenden Sie auch aus Angst, sonst nicht in den Himmel zu kommen? Beklopfen Sie diese niedrigen Bewusstseinsebenen, bis Sie aus lauter Freude an Ihrem Überfluss und aus Spaß am Teilen etwas abgeben. Dieses Experiment können Sie gut mit Straßenbettlern durchführen. Ihre Spende sollte ausschließlich aus Liebe, Freude und Dankbarkeit gegeben werden. Sie haben aber gar keine Lust zu spenden? Spüren Sie nach, wie sich das anfühlt, und klopfen Sie alle negativen Gefühle wie Schuld, Scham, schlechtes Gewissen, Angst oder was sonst bei Ihnen hochkommen mag. Es ist Ihre freie Entscheidung, ob und wann und wie viel Sie spenden.

Experiment Nr. 10 – Jammern und Beklagen

Dieses Experiment dient dazu, Ihre Wahrnehmung für Opferprogramme bei sich und anderen zu verfeinern. Schauen Sie eine Woche lang möglichst viele »Opfersendungen« im Fernsehen an. Sie wissen schon, diese Talkshows, in denen sich irgendwelche Leute über alles und jeden beklagen und die Schuld immer bei anderen suchen. Spüren Sie, wie es sich anfühlt, solchen Opfern zuzuschauen und sich ggf. mit ihnen zu identifizieren. (Woran Sie das merken? In der Regel daran, dass Sie anfangen, Ärger auf die Menschen oder Institutionen zu empfinden, die dem »Opfer« so übel mitgespielt haben.) Schauen Sie und klopfen Sie Ihre Gefühle, Gedanken und auch alle inneren Überzeugungen, die Ihnen bewusst werden. Dasselbe können Sie auch mit Zeitungs- und Zeitschriftenartikeln aus der Rubrik »Menschliches Elend und was einem sonst noch so alles zustoßen kann« machen. Klopfen Sie so lange, bis Sie nur noch Lust auf Erfolg haben.

In der zweiten Woche schauen Sie sich ausschließlich Sendungen über Menschen an, die ihre Ziele erreichen und die Verantwortung für sich und ihr Leben übernehmen. Derartige Formate sind in der Fernsehlandschaft eher rar gesät, aber es gibt sie. Sollten Sie jedoch größeren Appetit auf Erfolgsgeschichten haben, greifen Sie zu guten Büchern und lesen Sie Biografien von erfolgreichen Menschen.

Abspann

Und nun, lieber Leser, liebe Leserin, bleibt uns nur noch zu sagen:

MET heißt nicht nur Meridian-Energie-Techniken, sondern auch

Mehr
Einkommen
Täglich

Literatur

Church, Dawson: *Die neue Medizin des Bewusstseins*, Kirchzarten 2008

Dethlefsen, Thorwald, Dahlke, Rüdiger: *Krankheit als Weg*, München 1990

Diamond, John: *Die heilende Kraft der Emotionen*, VAK 1987

Eker, Harv: *So denken Millionäre,* Kulmbach 2006

Feinstein, D.: Ein Überblick zu Forschungen zur Energetischen Psychologie. In M. Bohne, C.T. Eschenröder & C. Wilhelm-Gößling (Hrsg.), *Energetische Psychotherapie-integrativ*, dgvt-Verlag 2006

Franke, Rainer und Regina: *Sorgenfrei in Minuten*, München 2008, 8. Auflage

Hawkins, David R.: *Die Ebenen des Bewusstseins*, Kirchzarten 2008

Hicks, Esther und Jerry: *The Law of Attraction. Das kosmische Gesetz der Anziehung*, Berlin 2008

Lipton, Bruce: *Intelligente Zellen*, Burgrain 2006

Perls, Frederick S.: Was ist Gestalttherapie?, Wuppertal 2004

Pert, Candace B.: *Moleküle der Gefühle*, Reinbek 2001

Roman, Sanaya, Duane Packer: *Kreativ Reichtum schaffen*, München 2004

Schäfer, Bodo: *Der Weg zur finanziellen Freiheit*, Frankfurt am Main 2003

Sheldrake, Rupert: *Der 7. Sinn der Tiere*, München 2001

Klopfen-Sie-sich-reich®-Seminare

Bücher sind eine feine Sache. Sie können inspirieren, motivieren, neue Handlungsimpulse geben. Das wissen wir aus eigener Erfahrung. Von all den Büchern, die in unseren Regalen stehen, möchten wir keines missen. Alle waren wertvoll. Aber das geschriebene Wort ist eine Sache und die Dynamik eines Seminars eine andere.

Wenn Sie unter unserer Anleitung vertiefend an Ihren Geldthemen arbeiten wollen, empfehlen wir Ihnen unser Klopfen-Sie-sich-reich®-Seminar. Hier haben Sie zudem die Möglichkeit, den Synergieeffekt einer Gruppe für das eigene Wachstum zu nutzen.

Weitere Informationen unter
www.klopfen-sie-sich-reich.de

Nähere Informationen zu unserem umfangreichen Ausbildungs- und Seminarprogramm finden Sie auf unserer Webseite www.klopfen.de.

Postanschrift:

Franke2 Die Akademie S.L.

Apartado 133

E-07620 Llucmajor/Mallorca/Spanien

Telefon (00 34-97 1-66 28 23)

Fax (00 34-97 1-66 42 56)

E-Mail: info@met2.de

Über die Autoren

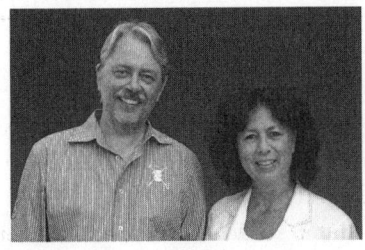

Rainer Franke (56) ist Diplom-Psychologe und Gestaltpsy-chotherapeut, MET-Therapeut, MET-Trainer.
Regina Franke (54), Heilpraktikerin, MET-Therapeutin und MET-Trainerin.

Gemeinsam begründeten sie die Meridian-Energie-Techni-ken nach Franke® (MET) und bieten im Rahmen der Franke-Akademie MET-Selbsterfahrungsseminare sowie europaweit eine fundierte Ausbildung zum MET-Therapeuten/Berater und -Coach an. Zusammen haben sie bisher vier MET-Bü-cher sowie die MET-Bewusstseinskarten veröffentlicht. Zwei ihrer Bücher sind Bestseller geworden. Rainer Franke hat die Wirksamkeit von MET in diversen Fernsehsendungen life un-ter Beweis gestellt (z.B. Fliege, Kerner, Planetopia, RTL Punkt 12, Stern-TV-Reportage, Stern-TV). Rainer und Regina Franke leben auf Mallorca, wo sie ein MET-Zentrum führen.

MET-Bewusstseinskarten

Der einfachste Zugang zur Klopftherapie

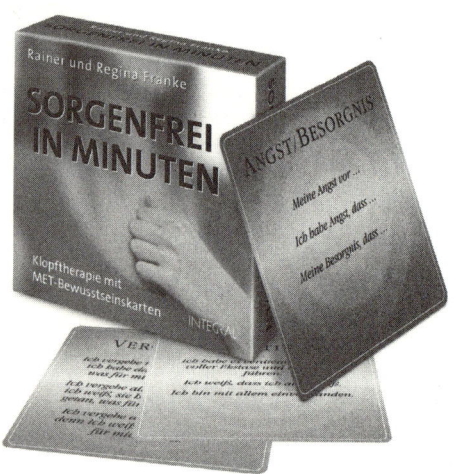

Rainer und Regina Franke
Sorgenfrei in Minuten

60 Karten in Deckelbox, mit Begleitheft
ISBN 978-3-7787-9209-4

INTEGRAL

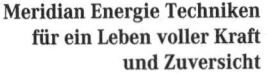
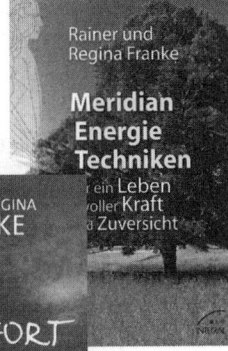
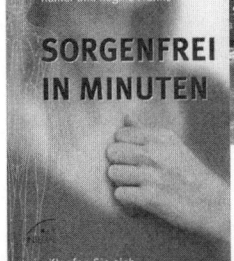